羅東聖母醫院——編著

感動就不遠

陳永興院長 的聖母情緣

從高雄到羅東，走過臺灣最遠的對角線，
陳永興院長說，心中有感動，就不會覺得遠，
六年的耕耘，終讓「聖母」的光輝，
照亮整個蘭陽平原！

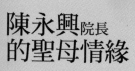

感動
就
不遠
陳永興院長的聖母情緣

退休

埋我於櫻花陵園

靠近蔣渭水墓邊

遠眺龜山島

遙望太平洋

用靈魂守護這苦難島嶼

大聲呼喊出「ILA Formosa」

一輩子追求公義和人權

化為骨灰仍要保有尊嚴

從少年青年到壯年老年

人生路途坎坷曲折多變

但一路走來始終堅持到底

永遠不改臺灣醫者的本色

做為醫者明知人都要死

寧可戰到最後倒下為止

擁抱臺灣社會土地和人民

吐盡心頭血悲壯創辦《民報》

高唱美麗島和臺灣翠青

力挺太陽花抗拒外來政權

看哪！新世代勇往直前

臺灣醫者欣然躺臥蘭陽溪邊

陳永興 寫於羅東聖母醫院

退休前夕 2015/9/30

Contents

參.　　　　　　　　　　　　　　　　*55*

院內同仁的懷念：
沒有你就沒有今天的醫院

Contents

感動
就
不遠
陳永興院長的聖母情緣

目次

Contents

壹.

緣盡情未了，

感動就不遠

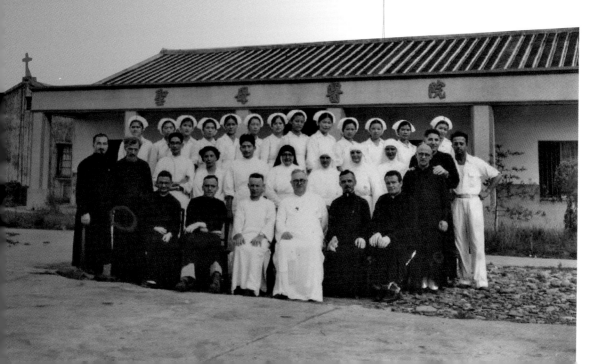

我在聖母醫院 6 年
緣盡情未了，感動就不遠

羅東聖母醫院院長
陳永興

　　到羅東聖母醫院服務滿 6 年了，日子過得真快，想當初，上帝的呼召，以及為偏鄉民眾和弱勢族群奉獻的心情，讓我從高雄遠到臺灣對角線的羅東。我將年老的母親和年幼的女兒交給妻子照料，告訴妻子：「有感動就不遠。」每當我坐高鐵來回奔波，在雪山隧道往返急馳，不敢說累、不敢說遠，只為了心中那一份感動，將自己交付給上帝，為最弱小的兄弟服事，獻上我一生的豐富經驗和人脈，擺上我生命最後的智慧和氣力，我想為上帝作工，再苦也值得！

　　清晨，我就進醫院，看看走廊、大廳、廁所、樓梯、病房等各處角落，哪裡的髒亂沒有打掃清潔？哪裡有該關的燈沒有關掉？哪裡有該關的冷氣還在吹著？牧靈人員在各醫院角落的祈禱、聖歌、信息，是否打動工作人員的心？來看門診的老人家，坐輪椅等電梯、排隊等掛號時，有沒有遇到困難？深夜，我常進急診室，看看病人或家屬焦急的臉孔，有沒有被醫護人員怠慢或疏忽？值班的藥局及批掛人員有沒有敬業的服務？中午，我常到各科室走動，看看員工在休息時間吃些什麼？聊些什麼？有沒有對醫院管理方面的抱怨或建議？白天，我經常要開行政會議、醫管中心會議、院長室會議、院務會議、主治醫師會議，許多醫院評鑑被要求的委員會議、採購議價會議、醫療糾紛協調會議……還有許多院外的會議，如衛生局、健保署、衛福部、醫師公會、環臺醫盟院長會議、區域醫院協會、教會醫院協會。此外，我還得四處演講、募款，如扶輪社、獅子會、民間社團、企業界、工

商團體、學校、教會；還得舉辦許多活動，如音樂會、畫展、園遊會、運動會、餐會……，總之，這6年來，我用上帝的恩賜燃燒著我的生命，無怨無悔堅持到今。

現在，我已屆滿65歲，可以買半票了；我的身體已衰退，血管硬化、心臟冠動脈變狹窄、血壓高、血糖高、血脂肪高……，知道自己應該交棒給年輕世代。我已經做完6年2屆的院長任期，如今，醫院的財務轉虧為盈，聲譽和知名度大大提高，興建老人醫療大樓的經費已經籌募足夠，硬體工程也完成了，醫院的醫師陣容也比6年前堅強，醫療服務品質也通過2次評鑑優等，我還能為醫院做什麼呢？院長職務範圍內能做的，我大概都做了，這時候退休應該沒有什麼好牽掛的。

6年來，我們培養了不少年輕的幹部和主管，最重要的是聖母同仁從我們出版的口述歷史傳記中，應該最清楚前人留下的足跡。未來聖母醫院的走向，就看年輕世代的努力和董事會的抉擇了！我比較遺憾而未完成的理想，是擁有董事會的權限才能推動的，譬如說，我很希望董事會能將醫院登記為醫療財團法人，讓醫院的財務透明化，每年提撥一定比例的盈餘為員工加薪；希望董事會興建醫師和護理人員宿舍，為醫院的主治醫師提供退休金，以利吸引更多醫護人力，這些就看未來的董事會是否有遠見和智慧，才能建立聖母醫院永續發展的基礎。

退休後，不代表不做事了。上帝呼召我還有未完成的使命，到臺灣更需要我的角落去服務，為更需要我的事工去奉獻，我只有繼續向著前面的標竿奔跑，直到倒下的那一天，可以安息在上主的懷中。我內心充滿感激，感謝6年來的同工伙伴，感恩上帝的指引和陪伴，如今緣盡情未了，讓我將懷念長存心中，將腳步邁向更遙遠的前方。珍惜這6年來互動的人、事、物和情感，將愛化為力量，擴散到更需要奉獻的地方，我就這樣和大家珍重道別了：「有感動就不遠，相逢在人間；緣盡情未了，相見不如懷念。」願主賜大家平安永永遠遠。

貳.

院外朋友
的
感言:

奉獻
給
醫療和人權
的
浪漫騎士

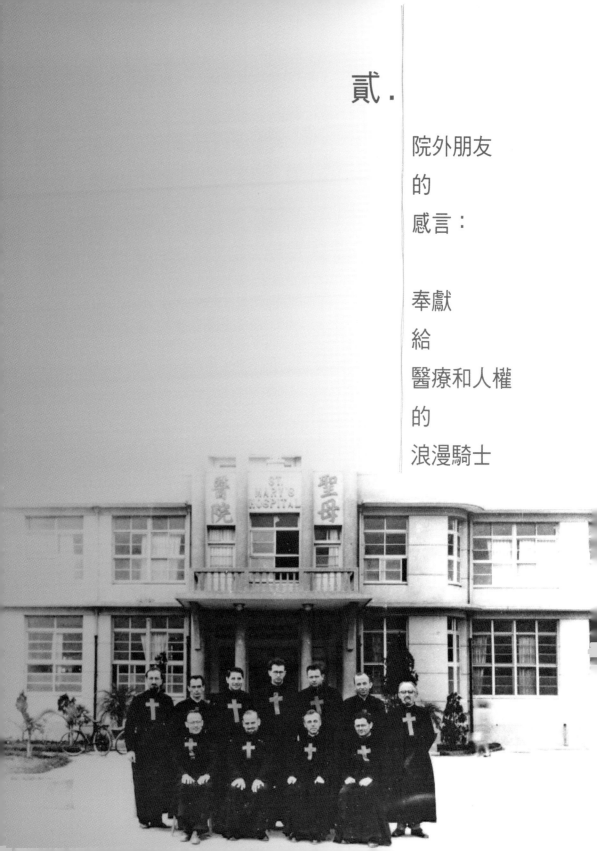

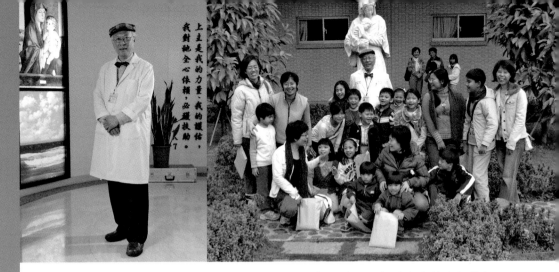

1.陳永興院長在聖母醫院安寧病房入口處（大家健康提供）。

2.陳院長與來自台北市的小朋友和家長合影。

3.陳永興院長經常帶領來賓參觀醫院，當然也會『順道』募款。

4.陳永興院長熱情接待來自歐洲的外國神父們。

5.院長陪同聖多美普林西比主教探視兒童病房的小朋友。

6.陳院長與國寶作家黃春明。

7.陳院長與「同梯」的第 23 屆醫奉獎得主宋修女合影。

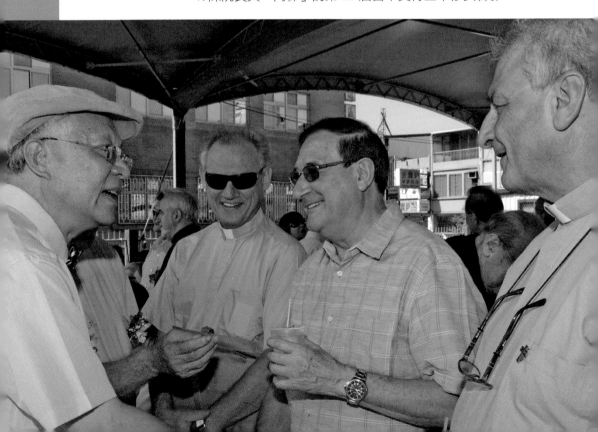

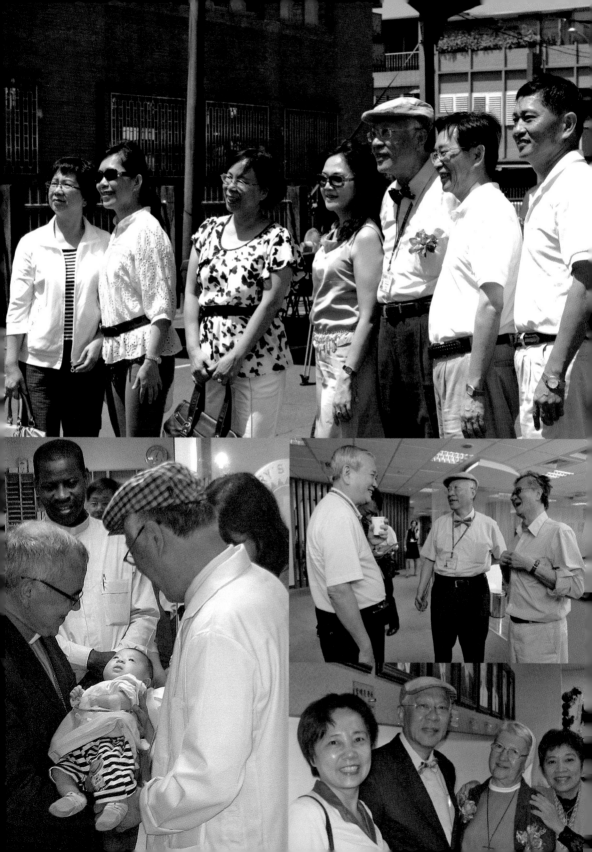

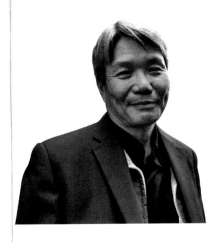

有心

牧師

許天賢

他，有心
從高雄到宜蘭，
是臺灣斜角線最遠的距離。

有一天，他告訴她，他要去宜蘭羅東聖母醫院，應聘去服務。
她說：「這樣子距離很遠吶。」
他回說：「有心，就不遠。」
他整理行囊，毅然決然踏上旅途，到宜蘭羅東聖母醫院擔任院長。

他，是「臺灣基督長老教會臺南湖美教會」的會友，卻應聘到天主教靈醫會所設立的羅東聖母醫院就任院長，這是上帝的旨意、是上帝的揀選。

似是幾年前的事，他也是新樓醫院的董事。今（2015）年 4 月 30 日開新樓醫院董事會的時候，他坐在我旁邊，突然告訴我，邀請我到宜蘭去玩，但是要在 9 月底以前。

我問：「為什麼？」
他說：「我已經 65 歲，要退休了！」
我訝異地問他：「天主教的機構首長也有年齡的限制嗎？」
他說：「沒有！但是我的同學大都年滿 65 歲就退休了。」

然後我靜默無語，心想，他是我施洗的會友，也是我為臺灣民主自由獨立共同奮鬥的同志，他與鄭南榕、李勝雄三個人共同帶領臺灣人衝破 228 的陰影。而現在，他說退休就退休，讓我想到楓葉總是在最亮麗、最燦爛、讓人欣羨的時候，毫不猶疑地飄然而下，以最美麗的身段退出，那一片炫麗讓人懷思不已。

　　他，就是我的好友、醫界的好醫師、民主運動的好同志。

　　他，就是陳永興醫師。　　　　　　　　2015/7/23

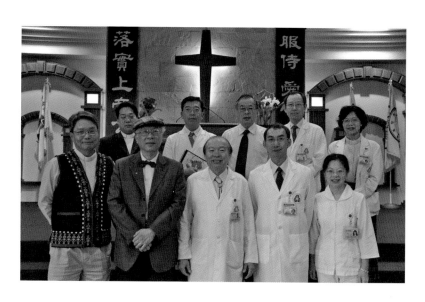

謝謝永興

作家

黃春明

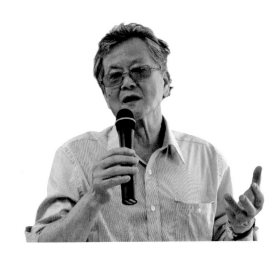

一個人感嘆光陰似箭的情形，不只一、兩次，尤其是年紀一大把的人，這種驚嘆或感慨，時不時隔了一段時間，看到人事物的成長或變遷的時候，那種驚訝的心情指數總是不減。永興在未到羅東聖母醫院當院長之前，他在高雄或是它地，我們還是常有聯絡；大部分都是由夫人琰玉聯絡關心。他到羅東任職於羅東聖母醫院之後，我們連繫和碰面的次數更為頻繁。

從 40 多年前，他還是高雄醫學院的學生開始，我是 30 多歲在臺北廣告公司上班的時候，從那時相識至今，我們逐漸成長與變化，互相都熟習地看在眼裡，向來就不曾感到時間的突步，也沒注意時間經永興身上，一步一步走過。但是近日，聽說他要退休時，這才叫我驚訝地意識到時間的飛快。於是想到 40 多年前的暑假，我騎一部破舊的蘭美達機車，到臺北車站，載他到北投奇岩新村山上的租屋處聊了半天。當時是國民黨專政白色恐怖的時代，年輕人不時都會受到長輩的警告：不要談政治，不要碰政治。記得我們都為當時的整個政治環境，感到非常苦悶，特別是差我 20 多歲的永興，在言談的過程中，我被他為臺灣、為貧苦的大眾、為原住民，而疼惜抱屈的那種熾熱的正義感燙到了。

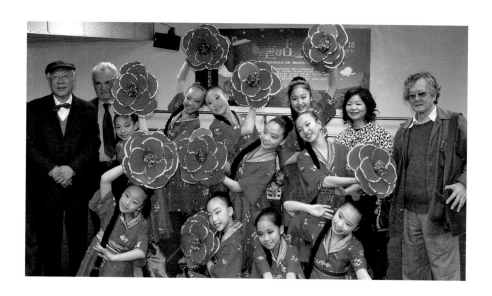

　　之後除了演講之外，我們參與各種靜態的、動態的許多活動。在此，我想特別提到 70 年代初，我參加了他們百達山地服務，深入魯凱族的好茶村，駐村 1 週。這次的經驗讓我開了眼，認識所謂結構的暴力；我們一方面感受到白色恐怖的壓力，同時卻沒發現，由我們組成的社會，長久以來，也欺壓了原住民。根據這樣的認知，後來我寫了一篇叫〈戰士乾杯〉的文章，凡是看過的人，都和我有同樣的愧疚感。這篇文章還被選入高中的課文。

　　永興要退休了，我知道歌功頌德的他不缺，我只有感謝他，並向始終一致，抱著目前最欠缺的正義感和理想的他，致最深的敬意。

休息
是為了走更遠的路

陳定南教育基金會董事長
林光義

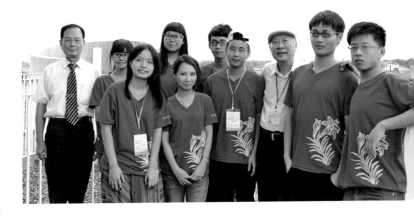

陳永興院長
要退休了,我想
先準備好一罈金
門高粱,邀幾位
好友一起來和他
喝幾杯,一來慰
勞他大半生心繫
蒼生、為國奔忙的辛勞,二來為他下一個行程加油打氣,因為我知道
他是閒不下來的,臺灣建國尚未成功,這個人非拚戰個馬革裹屍,是
絕不會善罷干休的!

提起永興兄,我就會想到龔自珍的一首詩:「不是逢人苦譽君,
亦狂亦俠亦溫文,照人膽似秦時月,送我情如嶺上雲。」雖然他的年
紀尚小我一大截,可是在我心目中卻把他當成長輩看待,這不是因為
他看起來也滿老的,而是因為他為臺灣、為世人做太多令人敬佩的事,
海明威說:「正義的行為敲響了延伸於整個宇宙間的琴弦。」永興兄
永遠堅持公理正義,為捍衛臺灣仗劍奮鬥義無反顧,為拯救弱勢族群
犧牲奉獻,無怨無悔。

年輕的一輩大概只知道陳永興是羅東聖母醫院院長,他是募款高
手,在任6年募集了6億多元,興建完成老人醫療大樓。其實重點不

在募款能力，而是他倡導的崇高理想和為人的高亮風骨受到認同與信任，於是引起了普遍的共鳴和回響。

　　老一輩的人也許把永興兄歸類為政治人物，因為他曾繼黃信介元帥東征之後，披掛上陣，揚威花蓮，成為傑出的國會議員，為保住臺灣本土的香火，他毅然離開民進黨而力挺台聯黨，再挺時代力量，堅持臺灣獨立自主的精神，為臺灣前途，不計個人得失，大丈夫當如是也！

　　羅東聖母醫院同仁最津津樂道的是陳院長的卓越領導，不僅提升醫療品質，使醫院轉虧為盈，並且將貧病欠款慨然勾銷，不負靈醫會創設醫院救苦救難的宗旨，贏得人心遠勝過賺取金錢。我讀史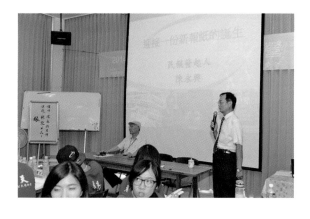懷哲傳，讚嘆這位諾貝爾和平獎得主不只是醫師，而且是一位慈善家、藥學家、神學家、哲學家、音樂家、動物學家、植物病蟲害學家，直堪稱為「八大家」，我看永興兄學醫時就是史懷哲的「鐵粉」，因此深受其影響，心嚮往之，雖不中亦不遠矣！

終身奉獻醫療
與民主人權的浪漫騎士

宜蘭縣縣長
林聰賢

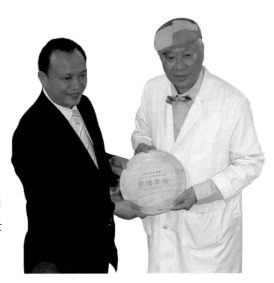

　　陳永興院長不只是我民主運動上的前輩，他從學生時代開始，就獻身於人權事工和偏鄉醫療上，40多年如一日，他是我非常景仰的當代人權醫師。

　　陳院長早就是一位名望極高的人權醫師，卻願意秉持著耶穌基督服事弱小、殘障、婦女、老貧和孤苦的精神，終生奉獻，為主作工。千里迢迢繞臺灣半周，來到羅東小鎮，擔任羅東聖母醫院院長。2009年時，我是羅東鎮鎮長，同一年年底當選宜蘭縣長。宜蘭縣是一個高齡化的社會，我上任之後，就大力推動高齡友善城市的建構；陳院長也運用各方人脈、資源，戮力奔走，為羅東聖母醫院籌建妥善兼顧身、心、靈的老人醫療大樓。我們殊途同歸，都在因應社會人口結構的變化，照顧人民的需求。在縣府推動高齡友善城市的政策制定和執行中，得力於陳院長的經驗、智慧和遠見，讓縣府全體工作團隊既感謝又感動。

　　我們常說，如果要害一個人，就鼓勵他去辦雜誌，但是陳院長不待人家害他，就自己往火坑裡跳，去（2014）年4月開辦了《民報文化雜誌》。臺灣看似一個百家爭鳴、媒體蓬勃發展的社會，但是，就如同《民報》發起人的共同聲明中寫的：「這是最喧囂的時代，卻也

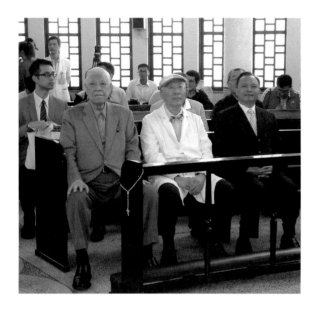

是最沉默的時代。」、「不分晝夜，臺灣處處喧嘩，但我們卻聽不到一點厚實有力的聲音。媒體彷彿無所不在，但很多人卻找不到可以說真話、講道理的地方。」

「上醫醫國」，陳院長的每一個步履，都在在見證天主的榮光。做為一個精神科醫師，他不只醫治病患身體和心靈的痛苦，他更要積極發揮報紙對文化傳播與大眾思想的影響力，以筆做為手術刀，醫治這個千瘡百孔、病入膏肓的國家。

這是一個沒有騎士的年代，卻仍有懷抱騎士熱情與浪漫的陳永興院長。感謝他對宜蘭的奉獻，更感謝他對我們共同的母親——臺灣，永遠的付出！

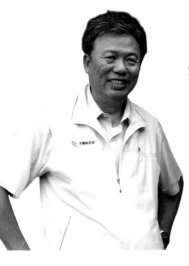

先行者 永興

宜蘭縣政府衛生局局長

劉建廷

「永興兄，恁欲叫我去做局長 ⋯⋯」

「建廷，免驚，我佇這，你去做⋯⋯」

　　這是 2009 年 12 月 24 日一早打電話給陳院長的開頭。就是永興兄的這句話，讓我脫下行醫 30 年的白袍，穿上唯一的西裝，懷著充滿疑懼的心情，進入另一個照護領域。

　　我和永興兄亦師亦友的關係，從 40 年前的百達山地服務團開始。他發起並帶領我們一群不同校的各科系大學生到霧臺鄉服務，在當時做這樣的社區活動是很特別的身心體驗課題，也埋下我們未來關懷社會的種子。

　　身為精神科醫師的永興兄，從接辦《臺灣文藝》、發起 228 公義和平運動、擔任臺灣人權促進會會長、到花蓮縣選立委、回高雄市當衛生局長，其實就是一個不畏艱難、追求公義、擁抱理想的鐵漢，從他的身上，我們看到上醫醫國的醫者風範。

　　永興兄到羅東聖母醫院就任院長，雖然讓很多人感到驚訝，我倒是很感動他又做一件前瞻的奉獻。感謝陳院長在這 6 年來為宜蘭在高齡照護與在地緊急醫療的遠見規劃，我們看到老人醫療大樓快速完成

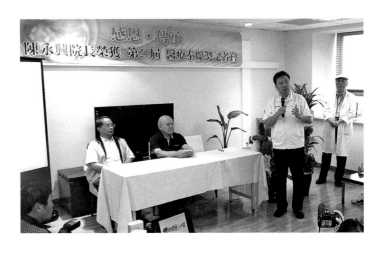

募款，還蓋起來了；羅東聖母醫院通過縣內唯一「高齡友善醫院」認證，偏遠兩原鄉的醫療提升，增加礁溪杏和醫院醫療服務等。

也許是天意吧，永興兄竟然來宜蘭，讓我「啥米攏嘸驚」，放心地到衛生局上班。從什麼都被挑戰，到現在安心的承擔責任，其中好多次危機都在永興兄的沉穩協助下過關，40 年來的亦師亦友，真的感激在心無法言喻。

從《民報》的募集資金到網路發行，相信永興兄在羅東聖母醫院事工階段完成後，將要步上更重要的使命。在這個美麗島，承接蔣渭水《臺灣民報》的精神，永興兄還要繼續寫「臨床講義」囉。

心中的敬仰者

五結鄉鄉長
簡松樹

　　宜蘭的先賢蔣渭水先生創立「臺灣文化協會」，在日本統治之下推動臺灣民主運動，也創立臺灣第一個獨立言論刊物——《臺灣民報》，是當時臺灣社會的文化啟蒙者，而我認識的陳永興院長，也是臺灣醫界傳統「白色力量」的傳承和承先啟後的智慧長者，他不但是臺灣人權促進會會長、228和平運動發起人，現在更是《民報》的發行人、董事長，陳院長也如同蔣渭水醫師一樣，不但醫人，也是救治臺灣社會、啟蒙人民的帶領者。

　　何其榮幸，他在2009年成為羅東聖母醫院第一位非天主教徒的院長，也成為宜蘭的新住民。陳院長發揮管理長才和遠見，將羅東聖母醫院外國醫師和神父用愛幫助宜蘭人的故事，娓娓地說出，分享給這片土地的人民；讓羅東聖母醫院老人醫療大樓的募款順利完成，現在已經接近完工；也將羅東聖母醫院的醫務管理注入新議題，看診友善化、藥品資訊公開化，更有很多看不見的藝文廊道展覽、3個月1次的音樂會，和大同、南澳偏鄉的山地醫療復健等等。

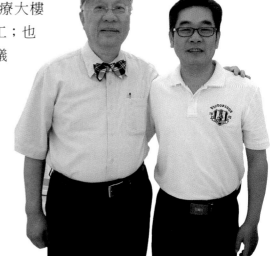

「請把善心留給其他需要幫助的團體。」這是今（2015）年3月陳院長展現大愛對捐款民眾說的話。羅東聖母醫院每年長期無償提供偏鄉與監獄醫療，到現在醫院每年仍有數百萬元的呆帳，但陳永興院長和外國神父們依然展現大愛，自己扛下債務。就是這樣的無私奉獻，讓宜蘭人看到陳院長悲天憫人的情懷，但骨子裡對獨裁政權及社會的不公不義，又展現無比的對抗力量和行動。學生時代投入山地服務隊，成為現代原住民服務的濫觴，進而推動臺灣人權促進運動；在龍發堂事件時，陳醫師積極以現代精神醫療介入，改變民眾對病友的刻板印象，推動現代精神醫療立法，幫病友去汙名化，成立病友和家屬團體。

常常看到他戴著英國紳士扁帽，獨具風格的長者穿著白袍，在走廊和候診室跟老人家聊天話家常。就像是隔壁阿伯，慈祥又客氣地關懷宜蘭長輩，又像是時代的巨人，總是發揮白色力量推動時代進步。他是醫師、院長，也是社會運動家、藝術家，更是愛與善的傳播者；我的好朋友——陳永興。

真理堅持的人格者
陳永興院長

悟饕池上飯包創辦人

李照禎

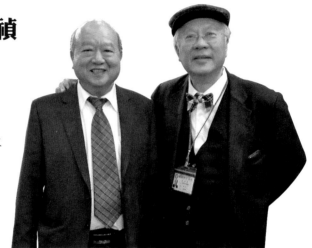

　　認識陳院長真是上天的安排，我們一樣都為神做事工，只不過他的神是「上帝」，而我則是敬拜「道祖」，雖然宗教信仰不同，卻一點都不影響我們的友誼。

　　2009 年 9 月某日，好友康寧祥先生來電，說他的朋友將於 10 月 1 日到羅東聖母醫院上任，邀我一同前往，喜好交友的我慨然允諾。紳士帽、蝴蝶領結、自信又有內涵的談吐，是我對陳院長的第一印象，從未見過如此溫文儒雅、極具紳士風範的醫師和政治人物。在商場打混多年，又有宜蘭鄉下人草根性、愛聊天、愛發想的我，每次見面都會天南地北沒目標的隨性漫談，陳院長從不打岔，也無任何批評，耐著性子隨我胡說，一點也沒有院長的架子。他從來不嫌棄又廣結善緣，海納百川的肚量與格局由此可見。

　　在我心目中，他不只是朋友，更是我的救命恩人，因為有他的關心，我每次身體不適，總能獲得聖母醫護團隊的貼心照護，久而久之，醫護人員也熟知我這個常客。大約 3 年前深夜，我腹痛難耐，第六感

告訴我趕快到羅東聖母醫院掛急診，診斷結果是胰臟發炎，這真是神的護佑，因為我原定隔天早上要出發前往不丹旅遊，如果上了飛機，結果將不堪設想。歷經多次自己與家人病痛時受到醫護團隊的悉心照護，讓我對羅東聖母醫院更加感謝，與陳院長的情誼也更加堅定。每次羅東聖母醫院的募款活動，我都盡量參與，或許能力有限，但情義無價。

我喜歡和陳院長聊天，他談歷史、談政治、談藝術文化、談社會公益、談理想，博學多聞，什麼都能聊，透過他的言談評論，總能帶領我看到問題的不同面向，也讓我瞭解到陳院長對臺灣有極深厚的感情，更堅持著臺灣可以更好的信念。所以他創辦《民報》、成立基金會，那是一份注定要虧損的事業，不論旁人如何勸說，他選擇勇往直前，他說：「對的事總是要有人去做！」他對真理的堅持、對社會的大公無私，再次讓我感動。

我書讀得不多，沒有好的文筆，但希望能藉由這次的分享，感謝陳院長的照顧與思想上的帶領，也讓更多人知道陳院長的好，因為他是一個就算受到誤會或委屈也不會為自己辯解的人。他說，受洗成為基督徒就是他的重生，在這裡祝福他退休後又是新生活的開始，願主耶穌賜給他滿滿的恩寵。

企業社會責任的啟發

南山人壽董事長

杜英宗

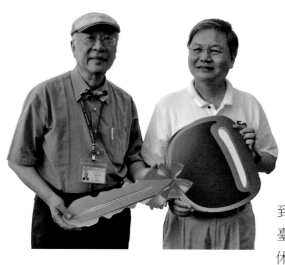

第一次聽說陳院長要退休時，我很驚訝。我跟陳院長認識的時間，雖然只有幾年，但印象中，他總是勤勤懇懇地到處奔走，對宜蘭社群與臺灣的關懷絲毫沒有「退休」的徵兆。而且我知道，他在心中盤算如何把社區照顧得更好的計畫，也沒有停過。

彷彿在昨天，我才接到尹衍樑先生的電話，他在電視上看到羅東聖母醫院在地方的投入不遺餘力，期待來這裡看看有什麼我們能做的。於是，我們取消工作會議，來到羅東聖母醫院，拜訪陳院長和神父們。

臺灣人口老化的問題並不是新聞，坊間相關的爭論也紛擾不絕。唯獨在這裡，我們看到真正對長者親善、關心長者的規劃。陳院長讓我們瞭解到，如何讓長輩在親友的陪伴下、在熟悉的社區中，享有完美的人生。我們更驚訝於，在這個被稱為後花園、老年人口比例最高的地方，有著這樣一個宏願，要興建臺灣的首座老人醫療大樓，並且編織社區的安老網絡，成為全臺灣的示範。

陳院長的遠見與熱忱，啟發南山人壽與羅東聖母醫院的合作。除了企業常見的捐款，我們更珍惜陳院長讓我們的同仁得以在此協助募款，擔任義工協助送餐給獨居老人，幫忙照顧愛心商店，並提供免費的保險諮詢與保戶服務，協助病人安心就醫。這樣全方位合作的創舉，還獲得《遠見雜誌》的肯定，成為臺灣首家獲得企業社會責任社群關懷首獎的金融業。

榮譽的背後，是影響力。透過陳院長的用心，我們在這塊土地上的合作越來越緊密，攜手為臺灣的未來一起努力。

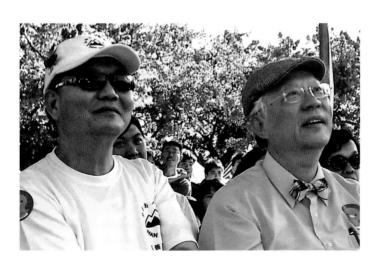

我相信，這樣的陳院長，從羅東聖母醫院退休，只是離開這一個職位，展開另一段新的旅程。而這一個開始，將是新力量的延伸。無論他在哪裡，這個讓臺灣社會更美好的漣漪，仍將不斷發散。

拋磚引玉贊助老人醫療大樓
為傑出校友陳永興加油

杏輝醫藥集團董事長

李志文

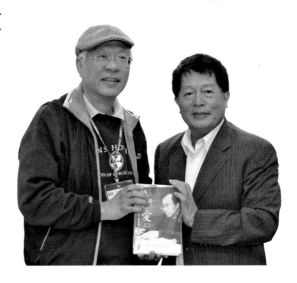

我和陳院長同樣是高雄醫學院畢業的校友。陳院長個性耿直,說話坦率直接,充滿理想性格,以民主鬥士踏上政治路,擔任過國大代表、立法委員,算是深綠大老。

但近年來,他淡出政治,到了羅東,當起羅東聖母醫院院長,和藝人范瑋琪一起拍 MV,為醫院募款,不時舉辦音樂會,高唱〈黃昏的故鄉〉,逗住院老人開心,成為老人守護者。

6 年前,陳院長從高雄來到羅東,找我談他對羅東聖母醫院的種種規劃。他表示,臺灣目前只有 752 位醫師領有老年專科醫師執照,平均一位醫師要照顧 3,302 位老人。未來,臺灣的老人會比小孩多,而老人又比小孩容易生病;臺灣的高齡化速度是世界之冠,老人醫療卻鬧資源荒。宜蘭的高齡化指數達 85.83%,是全臺灣 5 人高齡縣之一,比

全臺平均數高出 2 成以上，如此高齡的宜蘭縣，長期照護資源卻是倒數第 7 名的縣市。再者，老人常合併有多種疾病，但到現在的醫院看診，看一個科別就要樓上樓下跑老遠，甚至掛號也只能網路掛，是對老人相當不友善的就醫環境。要在宜蘭蓋全親老人醫療大樓的原因，就是要打造一個讓老人家能方便又安心的就醫環境，一次看多科門診也不必跑來跑去，兩層樓專為老人做復健、一層樓做失智檢查、一層樓做老人照護……。

但，興建老人醫療大樓的經費需要 6 億元。陳院長找我談贊助。身為在地的企業，加上有感陳院長的熱情，我毅然決然地答應。杏輝醫藥集團拋磚引玉，捐助吳念真為羅東聖母醫院拍攝募款公益廣告的首播，同時也號召全臺杏輝專櫃設平安鳥捐獻箱。

今天，老人醫療大樓已在近日上樑，完工啟用指日可待，將有更多需要醫療照護的老人家受惠。感謝陳院長為宜蘭鄉親無私的努力與奉獻！

感心也感動

財團法人門諾社會福利慈善事業基金會前董事長

黃勝雄

陳永興院長就要退休了，真可惜！真是羅東聖母醫院的損失。

我認識陳院長有 20 多年了，看到他每做一件事都是充滿熱誠和專注，是一位很有愛心、又愛臺灣的菁英知識份子。22 年前，我來花蓮，他當時奉命參選花蓮縣長，我們為了教育民眾的民主意識和對 20 世紀世界潮流的認知，而開辦「永興學院」，請來的講師都是一流的教授講員，那次真的提升了花蓮地區的民智。後來竟發現這學院支出都是他自掏腰包支付的，讓我很感動！

接下來不久，門諾醫院要接受評鑑，因為我們是區域級醫院，一定要有精神科門診。那時他住在臺北，聽到我的困難，二話不說地每週來花蓮門諾醫院支援精神科的門診，而且連車馬費也不收。因為他知道我們在經營財務上有點困難，他的這些作為真令人感心！從此以後，我們就變成很好的朋友，我也一直以有這位臺灣的良知和良心的醫界朋友為傲！

他在高雄市政府衛生局任內，建立了臺灣的醫療史料館，我和好幾位北美洲來的客人去參觀時，也深深地被陳醫師的用心所感動，他

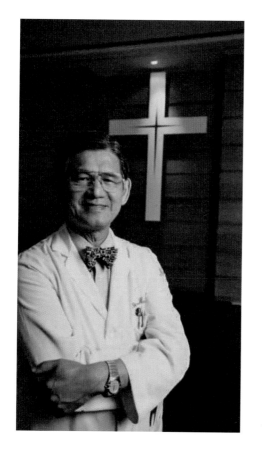

竟為臺灣的後代醫學生及臺灣的社會留下了這麼多醫學人文的典範！

6年前，當我知道陳醫師願意接下羅東聖母醫院的重建時，我很擔心他怎麼能和比鄰的大醫院，又是政商關係超好的博愛醫院相競爭，如果沒有靈醫會全體領導人的支持和代禱，他怎麼能有所突破和改善呢？但事實證明他做到了。他把老人醫療大樓蓋好了，正符合羅東地區人口老化最重要的起步！現在聽到他要退休，使我有點錯愕！但願上主引領他來幫助更多需要他幫忙、值得他服事的人！

醫者仁心　無懼無悔

陽大醫院院長

羅世薰

　　一位能跨足醫界、政治、學術界的傳奇人物，這是我對陳院長的初始印象。而這幾年在宜蘭有機會近距離與他接觸後，更感受到他有政治人的剛毅，而在豐碩醫學人文的涵養下，又多了一份感性，這都讓他在羅東聖母醫院樹立了不同的領導風格與成就。我從陳院長身上看到了「智慧、力量、勇氣」，堪為後輩學習的典範。

　　這6年來，本院曾2次邀請陳院長到醫院來，難得的是，院際首長會面不是為了談醫療合作，而是請他來對院內的醫師演講，暢談他對醫學史以及醫學人文的見解，也因此我對陳院長有了更深的認識，感受到他不僅博學於醫學人文，還有一股奉獻的熱忱，而且他是用具體的行動力來實踐。

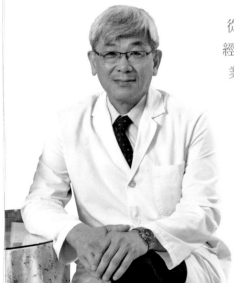

從高雄到宜蘭，願意將他人生最豐富的經歷投注在一片陌生的土地，用他的專業與使命奉獻給羅東聖母醫院，誠如他給自己的動力來源：「有感動就不遠，有愛就不遠。」我想在那一刻，不

只是我，在場每一位醫師的內心也同時被這股感化力給啟動了，因為我們同樣來自異鄉，雖然有雪山隧道相通，但絕非近在咫尺，猶不及陳院長的熱忱與感動。我也深信，當時他的渲染力，必是喚醒了不少醫者的初衷，讓本院醫師願意服務於蘭陽平原，願意與陽大一起奮鬥。

「愛的力量，挑戰的勇氣，領導的智慧」，陳院長的遠見與領導力，讓今日的羅東聖母醫院在軟硬體上都有顯著的改變與精進，陽大醫院很慶幸在此同時比肩並進，共以藍海策略合作，提升蘭陽地區的照護能力，促進醫療品質，一起為宜蘭人的健康而努力。

晚輩僅代表陽大同仁，感謝行醫路上有陳院長的榜樣，獲益至深。祝福陳院長「醫者仁心，無懼無悔」，挑戰下一個旅程。

他，
讓我看見「聖母」的大愛

秀春教育基金會創辦人

吳岳

初識陳院長是在洽談捐贈巡迴醫療車時，他輕鬆漫談藝文、音樂，感覺是一位不喜也不擅應酬言語的人，身上有股濃厚的文人狷介之氣。日後才得知他原來是那位被提名為監委，卻因硬頸不肯向國大拜票而落選的人權醫師，此時才驚覺傳聞中耿介、無畏的陳永興已褪去政治的光芒，走上奉獻天主、服務弱小兄弟的行列。

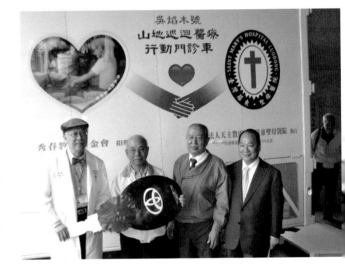

尤其日後數度在募款會上見他懇求、請託的表情和語氣，更見他已全然放下昔日的尊嚴和傲骨，完全將自己奉獻給天主和「聖母」。

2010 年 10 月，我接到陳院長的邀約，參加范鳳龍（Oki）醫師逝世 20 週年紀念會，因我從小生長於宜蘭市，長大後便負笈在外，對溪南羅東聖母醫院的印象，一直停留在 40 幾年前阿公住院時，裡面有幾個阿兜仔醫師和披頭巾修女的模糊記憶，對范鳳龍醫師則是一無所悉。但當晚看完范醫師的紀念影片後，我被范醫師的義行大愛震懾了，才發覺原來有這麼多的外國神父、醫師，為了照顧蘭陽子民，將一生奉

獻於此，甚至埋骨此地！我心中除了充滿感動、感謝之外，更帶著一些羞愧，羞愧身為一個宜蘭子弟，竟然對這群默默奉獻宜蘭而不求回報的英雄如此陌生。那晚走出羅東聖母醫院，回頭再看「祂」時，在我心中，祂已然不再是一間和「博愛」競爭的普通醫院，因為祂身上散發出強大的愛的光芒，「聖母」——祂是如此的與眾不同！

之後，又看到數本介紹這群神父及醫師的書籍，讓我更加崇敬他們的偉大和羅東聖母醫院的不凡。當時，我剛好受陽大附醫之託，為來院實習的學生上醫學人文課程，因此范鳳龍醫師的影片和事蹟便成為上課的必備教材，很多學生在課堂中屢受感動而噙淚，數年下來已有 4、5 百位年輕醫師知曉了他們的偉大，甚至放在心中當作典範。我相信 Oki 的精神將會隨著這些年輕醫師的足跡而遍布全臺，Oki 大醫師也會漸漸成為醫界人人知曉、學習的榜樣。

文學奇才韓愈曾被湮沒、淡忘數百年，直到蘇東坡的大力推薦、宣揚，方能名顯千古；范鳳龍這群外國醫師為宜蘭奉獻 60 幾年，但因日漸凋零而漸被人們遺忘。衷心感謝陳院長對他們的介紹和宣揚，讓我們宜蘭子弟、臺灣子民有機會瞭解、崇敬他們的偉大和「聖母」的不凡志業，才能對老人醫療大樓的興建略盡棉薄之力。如果說蘇東坡是韓愈的千古知己，那麼陳永興之於范鳳龍和羅東聖母醫院，也該當之無愧吧！

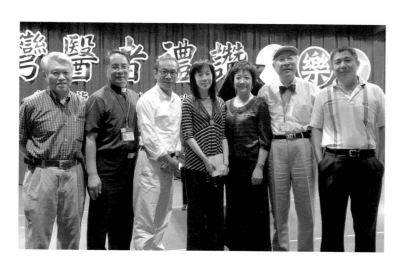

擇善固執、
奉獻臺灣的陳永興院長

宜蘭縣醫師公會理事長
王維昌

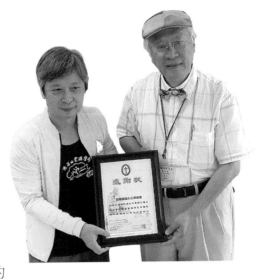

感動
　就
不遠

陳永興院長的聖母情緣

　　走進羅東聖母醫院院長
室十餘坪的空間，鄉土氣息濃
厚的作品溢滿整個辦公室，擺
置在中間的長桌上面，《民報文
化雜誌》堆積成一座「海中央的
龜山島」，陳院長緩緩從角落的
電腦桌前起來，透過桌上的書堆望去，紅潤的面龐像地平線上升起的
朝陽。

　　陳院長以精神科醫師的專業，長期關懷弱勢團體及重視社會心靈
健康；成為民意代表時，更積極為弱勢團體發聲。陳院長一生獲獎無
數，得到醫療奉獻獎，更是對他至高無上的肯定，來宜蘭之前就被稱
作「南方的太陽」。

　　與陳院長第一次接觸是在羅東聖母醫院 11 樓的會議室，當時我代
表宜蘭縣醫師公會，參與衛生署與健保局的官員視察醫療業務，中央
政府當時有意限縮羅東聖母醫院的偏遠醫療公費醫師。理由是雪山隧
道通車了，宜蘭不再是偏鄉。但宜蘭人的感受不是這樣，有一年我隨
著山地醫療團隊前往大同鄉的南山，由於適逢雨季，司機英勇地閃竄
在落石與泥水繽紛的台 7 甲線上，直上南山部落完成任務，回程時我
們已經無路可走，醫療車在蘭陽溪河床搖搖晃晃地返抵羅東。現在如

果有發布颱風警報，羅東聖母醫院的醫療團隊都要先進駐偏鄉部落，避免因為風斷路阻造成緊急醫療無法進行。針對偏鄉人口老化、交通不便，羅東聖母醫院在大同和南澳都設有復健中心，陳院長認為如果醫療團隊不上去，鄉民下來更困難！面對中央這樣的決定，陳院長身著白袍倏然起身，對在座的官員義正辭嚴地說：「如果羅東聖母醫院不做，誰來做？中央不支持，羅東聖母醫院還是不能放棄偏鄉的服務，堅定的請中央慎重思考。」一席話震驚四座，終於讓中央重新評估。這就是陳院長，擇善固執。

陳院長以耄耋之齡來到宜蘭，觀察到人口老化問題嚴重，立即思考在原有的醫療體系之下，拓展老年長期照護，因此在 2010 年開始籌資興建老人醫療大樓。忝為宜蘭縣鐵人三項協會代表人，我在全體會

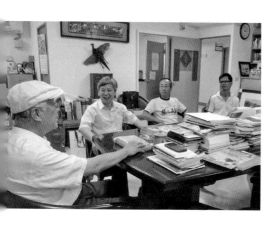

員同意之下，將每年辦理活動經費的節餘，捐給羅東聖母醫院，共襄盛舉。陳院長對此活動極為重視，除了召開記者會並指示公關部全力配合活動，更特別重視選手們的安全，每次都派 2 部救護車搭配整個緊急救護團隊支援，讓選手們在安全的環境之下輕鬆參賽。望著明年即將啟用的大樓，我們內心充滿喜悅也備感榮幸能參與其中。

為好友陳永興醫師
精采的生命見證喝采

馬偕醫學院董事長

林逸民

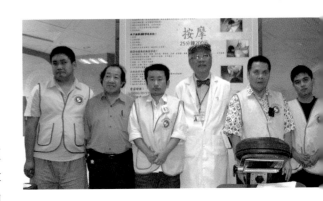

　　好友陳永興醫師即將自羅東聖母醫院院長之職榮退，邀請本人撰文誌念，個人深感榮幸，因著與陳醫師多年的情誼，故不揣淺陋，書寫我對陳院長的認識與祝福。

　　永興兄醫學專業學養豐富，自年輕迄髮白，始終堅持扶助弱勢，古云仁心仁術之士，在他身上正可當之無愧。在與他相識的過程中，個人對他最感到敬佩的有三點：人道關懷、政治清流及承擔使命。

　　永興兄自幼才思敏捷、勤覽博學，喜愛文學，在高中時曾跟隨西班牙神父前往山地原住民部落服務；大學時，他即認養孤兒、參加生命線服務，並組織山地服務團，進入屏東原住民部落進行山地醫療服務。秉於基督信仰精神，捨棄醫院熱門科別，投身精神臨床醫療工作；他長年關懷山地醫療、關懷雛妓、替勞工發聲，更勤於筆耕，著作等身，著有關懷精神病患的《飛入杜鵑窩》及首部臺灣醫學史《臺灣醫療發展史》等著作，此外，永興兄並積極推動《精神衛生法》及《特殊教育法》等立法工作，關心與照顧社會底層倍受冷落與遺棄的精神病患及特殊身心障礙同胞。他除以人飢己飢、人溺己溺的大愛情懷，實踐「作在最小的弟兄身上」基督信仰的教導外，更因為永興兄有著豐富的社會服務成就、真誠理想的性格與永不放棄的毅力，在臺灣社會中獲得「人權醫師」美名。

永興兄曾擔任立委、國大代表，以及民進黨代理黨主席，基於認同本土價值之理念，曾無怨無悔接受黨的徵召，投入花蓮縣長的選舉。那時有許多白袍醫師與教授等好友動員助選，最後他雖以在野黨有史以來在花蓮的最高票而落選，卻一改花蓮的選舉風貌，留下雖敗猶榮的歷史佳績。之後，在獲選立委的任期內，他廉潔自守，堅持理想，苦民之苦，力抗汙染性產業東移，因而榮獲社會立法運動聯盟評鑑為優秀立委。後來，他更為了迴避高度爭議的政治利益交換，無私無我地主動退出民進黨。永興兄除了對病人與民眾的疾苦無悔付出外，最珍惜的就是在社會運動及政治參與過程中，與朋友間永恆真摯的情誼。個人有幸成為他的好友，深刻地瞭解永興兄真正是一股在汙濁世代中的政治清流。

2009 年，永興兄獲邀擔任天主教靈醫會羅東聖母醫院院長一職，承接「終生奉獻為主作工」的重要使命，為蘭陽地區的病患提供身、心、靈全面醫療的照顧。而後並為了關心臺灣人口老化議題，以無比堅毅的心志推動老人醫療大樓的募款與興建，在上帝滿滿的賜福下，以他倍受景仰的社會形象，以及豐沛的國內外人脈募集資金，募款成果豐碩。並在帶領醫院同仁努力興建之外，更不忘最弱小弟兄的需要，深入第三世界國家，推動海外醫療團。因著永興兄長年致力臺灣人權運動，以及推動老人醫療大樓興建、改善醫院財務狀況及社會服務等成就，榮獲第 23 屆醫療奉獻獎，真正傳承了羅東聖母醫院佳美的傳統與見證。

2 年前，他又毅然投入創辦《民報》的艱苦工作，為臺灣發出不同的聲音。永興兄榮退在即，未來我個人在羅東雖然將會少了一位志同道合的好友，但相信我們都永遠不會忘記他以「焚而不毀」的精神，在臺灣社會中對弱勢、人權、公益及政治等領域所做的美好見證及傑出貢獻。在此祝福他退休後的生活，繼續為主使用，榮神益人！

陳永興院長給羅東扶輪社
一劑強心針的經過

羅東扶輪社 2015~16 年度社長

王平安 Tom

　　2009 年，陳永興醫師答應前來宜蘭擔任羅東聖母醫院院長時，很多醫界人士心中都充滿了喜悅與期待。喜悅的是宜蘭地區的病人有福氣接受更好的醫療，期待大

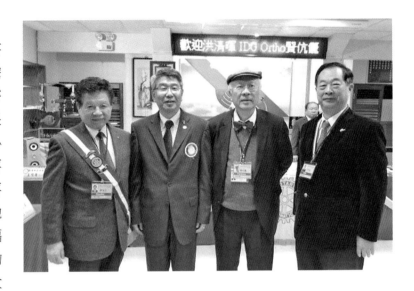

名鼎鼎的陳院長能不計簡陋地將羅東聖母醫院提升至更高境界。他開始籌備老人醫療大樓不過 3 年多就正式動工，現在已經浮現在眼前了。他在國內、國外奔波募款，才能實現理想。這需要多少智慧、耐心、毅力？我想沒有第二人能做到。

　　我雖然只是常來羅東聖母醫院走走，但也感覺到羅東聖母醫院的管理井然有序，尤其善待員工方面不遺餘力，口碑甚佳。忽聞陳院長今年就退休不再續任，我心中浮現的第一個疑問是：「老人醫療大樓

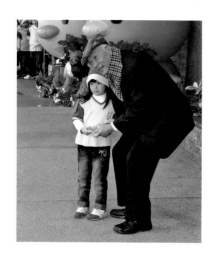

才將要完工啊！為何醫院同意他退休？」後來陳院長真的退休了，只是我自己想再留住他，這是意想不到的緣起緣滅，非人可擋。

接下來，我有義務報告一下，陳院長在 2013 年 7 月 1 日接任羅東扶輪社2013 至 2014 年度社長的一年間，為本社打了一劑強心針！除了社務營運井有條之外，他任內為本社新增了 10 名新社員，有些社友只因為「陳永興」的名氣就加入了，我本身也是因為他的一通電話就成了扶輪人。羅東扶輪社永遠不會忘記他的功勞，他為人和藹可親、平易近人、令人欽佩。

我想，羅東聖母醫院也永遠不會忘記這位讓醫院順利通過教學醫院評鑑的陳院長吧！

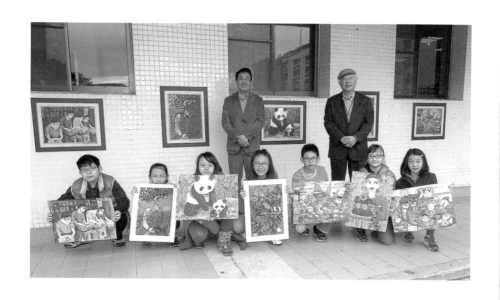

致堅持到底的
人權醫師陳院長

玉山銀行襄理

余俊達

感動
　就
不遠
　陳永興院長的聖母情緣

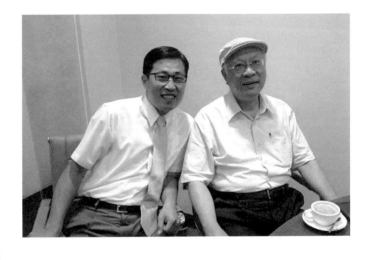

　　「花蓮」人稱後山，「宜蘭」更有臺北後花園之稱號，過去地處偏遠，各項資源明顯不足，陳院長跟隨著蔣渭水、郭雨新及信介仙諸位民主前輩的腳步，不但奉獻您的醫療專才，更撒下民主的種子及理念，讓這兩地長期被遺忘、忽略及遠在天邊的淨土，透過您長期彙集民間累積的力量，以音樂及藝術的饗宴，加上歌手、音樂家、導演的力量及影響力，造福宜蘭，這是後花園之福，您更是我心目中的宜蘭之光。

　　一頂鴨舌帽、紳士的領結及熱情的笑容是您的招牌，您的親和力讓人完全嗅不出全國性政治領袖及知名大醫帥的架子，而多了一份長輩對晚輩的關懷，樂於照顧周遭的人是您的習慣，剛正不阿的性格，處事總是力求完美，更是我們晚輩學習的典範，與您相處的近 4 年時

光，雖是短暫，但已開闊了我的視野，並瞭解何謂民主的真諦，更是我人生中另一種學習及成長。

值此您榮退之時，醫院在您的領航及提早催生下，醫護品質不斷提升，老人醫療大樓也已上樑，顯見離啟用指日可待，均是您回饋及灌溉於宜蘭地區最佳的見證。當您在捐款事件中，登高一呼喊停，呼籲將善款改贈予其他機構時，我心中油然升起一股與有榮焉、嘉惠利他的大愛，更讓社會大眾知曉真正低調默默行善，回饋社會，不以營利為目的，不收窮人醫藥費的羅東聖母醫院設立於宜蘭，讓這家近一甲子的「阿督仔的病院」持續普渡救世。

以後要找院長您，或許不如以往的便利，但我們已記下心目中一輩子的院長專線，非常容易記憶。請保重您的龍體，臺灣這片福爾摩沙尚需要您的力量，最後謝謝您、感恩您對俊達的照顧。

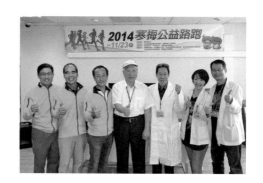

奉獻宜蘭聯合勸募的
陳院長

宜蘭縣社會福利聯合勸募基金會執行長

陳凌鳳

對陳院長的印象，總是笑笑的、戴頂畫家帽、穿著長白袍、襯衫上永遠有個大啾啾，是位有著藝術家氣質的醫師。

陳院長擔任宜蘭縣社會福利聯合勸募基金會第 2 屆常務監察人及第 3 屆顧問期間，對勸募業務的協助更是不遺餘力。我們曾邀請陳院長擔任本會增能課程「組織行銷與募款」的講師，他以風趣的談笑無私傾囊相授，將豐富的募款經驗分享給縣內非營利組織人員，大家皆感染了他把愛傳遞出去照顧弱勢的精神。雖然他帽子下的頭髮早已花白，服務的腳步卻一直沒有停歇，為了傳遞服務理念，辛苦的募款辦報。一般人會笑他傻，但他想為弱勢發聲的信念依然堅定。他說過，我們有能力照顧自己的同胞，更要把外籍神父這份愛傳遞出去，照顧其他國家的民眾。

聽到陳院長要離開宜蘭，內心萬般不捨。想起我以前常去請教陳院長，他都會在百忙之中空出時間，在耐心的傾聽外，

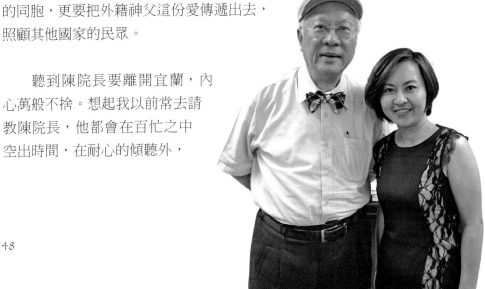

更提供方向與方法，使我獲益良多；並給予我鼓勵與打氣，讓我有勇氣及更大的宏觀迎接挑戰。陳院長曾跟我分享，很多機構要募款都很辛苦，他有機會就會呼籲社會善心人士雪中送炭，把錢捐給更需要的小型社會福利機構、團體或更偏遠的鄉鎮，將溫馨傳送到臺灣的每個角落，這種大愛無私的精神，令我感佩。

感謝有您，為提升地區醫療品質及興建老人醫療大樓而努力，在帶動宜蘭社會大眾發揮愛心之外，也默默從事在地醫療、服務在地的老人。感謝有您，無私的號召資源輸送給需要的弱勢團體和偏鄉，喚起臺灣人有如螞蟻雄兵般的善與愛的力量。您無私奉獻精神，將在蘭陽地區永遠流傳著。

上帝要我們作工

羅東聖母醫院愛心大使、藝人

范瑋琪

　　對陳院長的第一印象是:「哇!好有型的院長啊!」穿著乾乾淨淨,戴著一頂有型的英國報童帽,講話不疾不徐,給人感覺非常穩重又有安全感。陳院長跟我說,希望任內能在羅東聖母醫院為當地興造一個老人醫療大樓,在蘭陽地區建立一個完整照顧老爺爺、老奶奶身心靈的醫療中心,希望我能夠加入這個大計畫,幫助勸募到足夠的經費。當時我想:「真的何其有幸能被邀請參與,這是一個多麼了不起的計畫啊!需要動員多少人力、物力,組織多少時間、金錢,才有辦法做到!」

　　記得當時陳院長跟我說,要募款到 7 億元就能動土興建。他說話的語氣是那麼平和,卻那麼信心滿滿!「上帝要我們在蘭陽為祂作工!」我們憑著來自天上的信心,和來自各地的愛心和所有事工極大的耐心,就這樣在短短幾年籌到了 7 億元資金,並在 2012 年 7 月動土興建。如果不是院長的堅持,不是院長的信念,不是神給院長的勇氣,我想這棟醫療大樓不可

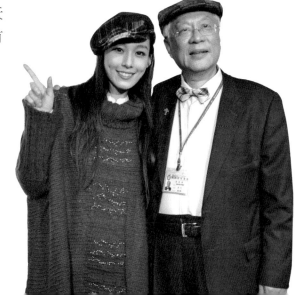

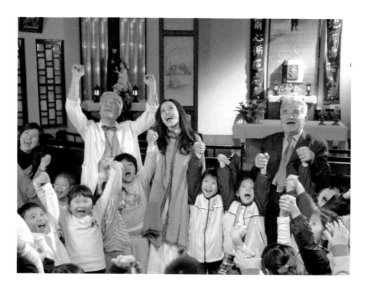

能在這麼短的時間內完成。神所賜的真的超乎我們所求所想的！

另外，我為羅東聖母醫院設計的平安鳥存錢筒歸巢，也收到將近4萬隻回巢，裡頭滿滿都是每一個人的愛心與善心！感謝主！祂讓陳永興院長來到羅東，雖然對於陳院長要離開服務6年的羅東聖母醫院，心裡真的有很多的不捨，但還是在這裡祝福陳永興院長前程似錦，回到高雄老家後也能繼續榮耀主的名！萬分感激陳院長。祝福您身體健康，平安喜樂，福杯滿溢！

祝福
我這位要退休了的老朋友

導演、作家/
吳念真

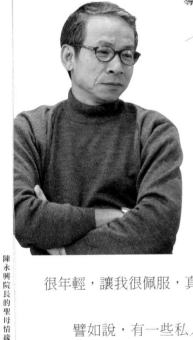

感動　就　不遠

陳永興院長的聖母情緣

我認識陳永興院長 30 年了，我們以前在臺北市立療養院是同事，他是我非常敬佩的人，他是臺灣少見的醫師！我有一陣子還想幫他寫篇小說。他是滿好的人，唸醫學院時，就每年暑假都到山地服務；在市療當醫師時，他做了非常多的事情，那時候他很年輕，讓我很佩服，真的非常非常佩服。

譬如說，有一些私人精神醫院的管理不是很好，晚上他就自動跑到那邊替人家設計整個系統。我覺得他真的是一個奉獻、完全在奉獻的人。所以，我後來知道他到羅東聖母醫院來當院長，他跟我提說這個地方需要募款，那不用說，應該就要幫忙！而我也誠心盼望能真的因此幫到羅東聖母醫院的一點點小忙。

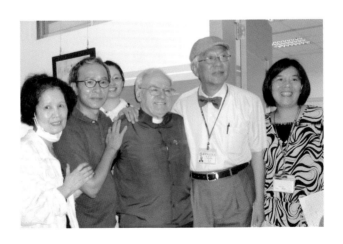

最近，聽說往返臺北、宜蘭兩地的首都客運，至今

車上都還播放著我當初替羅東聖母醫院拍攝的兩支宣傳短片，真快，沒想到一晃眼，4年過去了，這棟當初連張圖都沒有的老人醫療大樓，竟然在明年就要啟用了！

而羅東聖母醫院的朋友們，這幾年來一直透過各種方式謝謝我當初幫的這一點小忙，但其實，我反而覺得這是我對羅東聖母醫院的一個回饋。小時候，我父親他們瑞芳那裡的礦工或是家屬，一旦受傷就會跑到羅東聖母醫院來，因為在這裡你如果沒有錢，出院時可以暫時不要付醫藥費，只要寫一張紙，以後再付就可以了，對窮人來講真是給了很大的幫忙。老實講，真是惦記在心、惦記在心……

所以，自己後來在做《臺灣念真情》的時候，也曾經報導過他們，我只是希望這個醫院還有靈醫會必須讓人家知道！

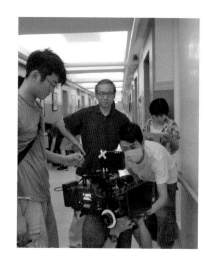

這次他們想要籌建老人醫療大樓，我覺得這是臺灣未來很重要的事，因為老年人口越來越多，臺灣已經慢慢進入老人的世界、老人化的社會，他們已經看到比較未來的狀況了。

如今聽聞陳永興醫師要從聖母醫院退休了，我想是他自己覺得在這裡的階段性任務完成了吧，一如他的人生都在持續找尋對臺灣社會更大的貢獻一樣。

祝福我這位老朋友，他退休了，我很替他高興，但我也確信，他只是從羅東聖母醫院交棒退休，但在臺灣社會任何需要付出和奉獻的場合，一定都還會見到他的身影。

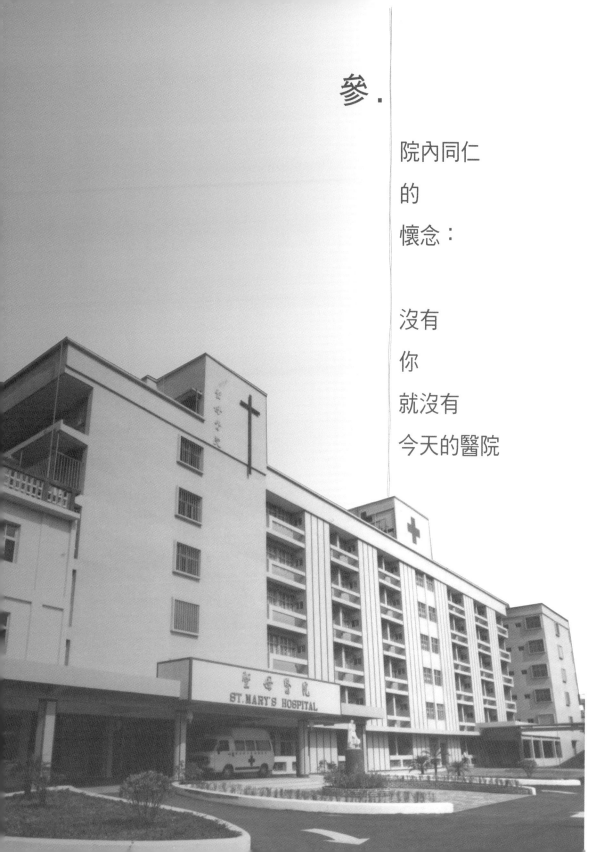

參．

院內同仁
的
懷念：

沒有
你
就沒有
今天的醫院

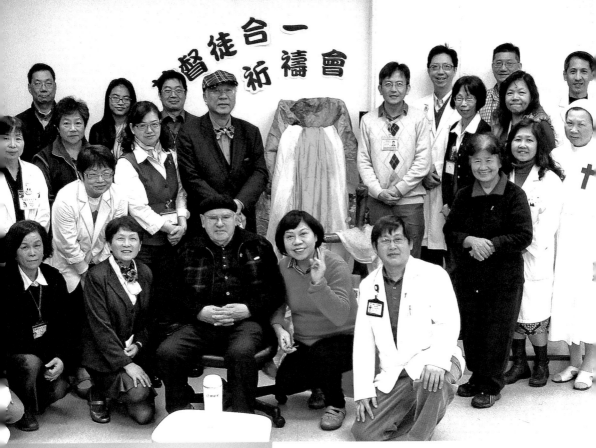

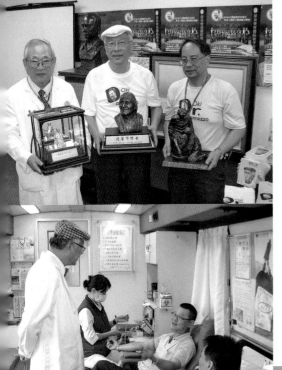

<table>
<tr><td></td><td>2</td><td rowspan="2">4</td></tr>
</table>

```
        ┌───┐
    1   │ 2 │ 4
        ├───┤
        │ 3 │
    ┌───┼───┴──────
    │ 5 │
    ├───┤    7
    │ 6 │
```

1. 院長與院內基督徒同仁聚會。

2. 院內設有盲胞同仁經營的按摩小站，陳永興院長誇讚按摩人員技術優良。

3. 院長為當時還臥病在床，尚未過世的馬仁光修士切生日蛋糕。

4. 陳永興院長在辦公室受訪神情。

5. 舉辦募款活動，壓箱寶都端出來了。

6. 陳院長每天 7 點就開始巡視院區，注意每一個細節，圖為他到捐血車上關心捐血民眾。

7. 醫院舉行路跑活動，院長也到場陪跑，並和同仁相見歡。

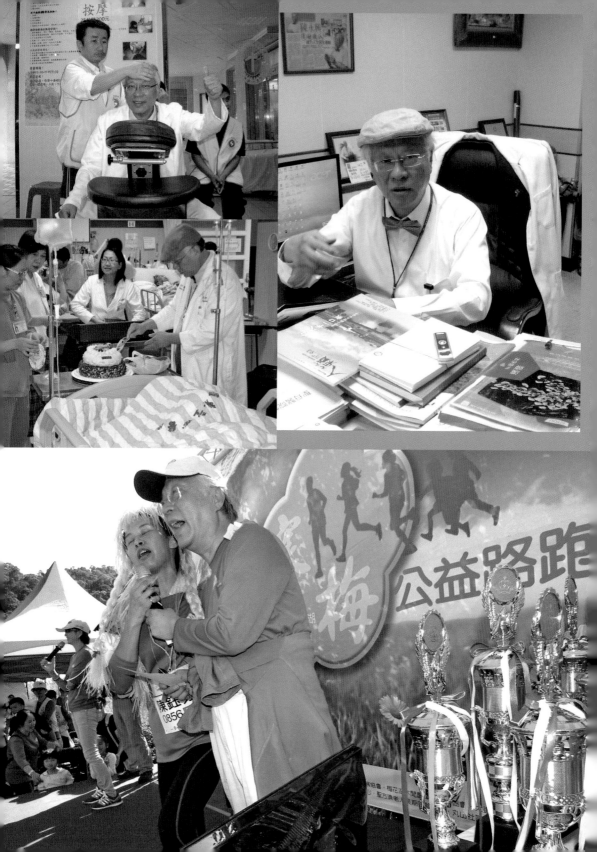

沒有你
就沒有今天的醫院

靈醫會臺灣區會長

呂若瑟 神父 Fr Didone G.

　　在屬於教會神聖的聖誕季節，你即將離開羅東聖母醫院大家庭，我代表醫院董事會及全體同仁，向你表達謝意，感謝 6 年來你的辛苦和付出，醫院在你的努力奮鬥基礎上發展壯大，可以說，沒有你就沒有今天的醫院，醫院所有員工都不會忘記你，全體員工深深地感謝你！

　　陳院長，看到你花白的鬢髮，我就想到你剛接任醫院時，羅東聖母醫院正面臨外部環境（健保及友院的競爭）的艱困挑戰，但是面對這些困難，你都一一給予克服。你也非常有宏觀的視野，一上任後，就看到宜蘭老人的相關問題，你排除異議，結合相關社會資源及人脈，來籌募興建老人醫療大樓，以因應未來宜蘭及全國皆需面對的高齡化問題，這些作為再再令人佩服你的高度遠見及魄力。

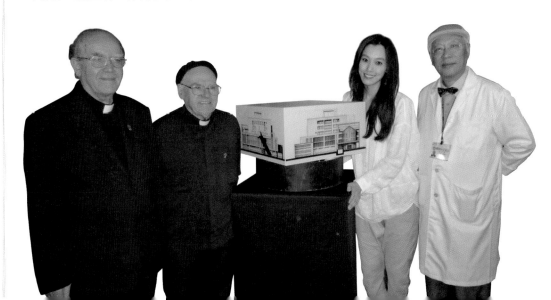

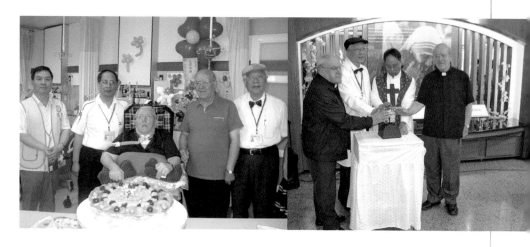

　　其中，令我印象最深刻的是，雖然你貴為醫院院長，但是也很重視靈醫會其他機構的弱者，只要有朋友或客人來訪，你一定將他們帶到啟智中心的白日夢餐廳用餐，去關懷這些在社會上需要別人幫助的弱勢族群。

　　你雖然不是天主教教友，但是在這 6 年間還是很重視教會的相關活動，也積極參與院內及靈醫會的相關活動，也一直向員工及主管強調，醫院需保有天主教的特質，這些都讓我們感受到你對教會精神的重視。

　　再次感謝你這 6 年來，為羅東聖母醫院的無私奉獻，不僅僅只有你個人勞心勞力的付出，還有你的家人全力支持；在你即將退休頤養天年的日子，我代表靈醫會再次感謝你的家屬及親友，醫院能夠順利的發展，有賴他們所做的犧牲，院務才能夠更為順利的推行。

　　願天主保佑你平安喜樂！

謝謝您的接棒，
使羅東聖母醫院發揚光大

國立臺灣大學名譽教授、
前羅東聖母醫院院長

呂鴻基

感動
就
不遠

陳永興院長的聖母情緣

　　2006 年 9 月 12 日，李智神父到臺北來找我，說：「天主教靈醫會於 1952 年在蘭陽創辦羅東聖母醫院以來，院長都是由神父擔任。最近我們新蓋了一棟重症大樓，很想邀請呂教授前來主持醫院。」我回答：「神父，我已經 75 歲，應該退休了。」李神父說：「我比您大 4 歲，還在工作，您身體好，為什麼不能？」我為之語塞，就答應了。

　　2009 年 9 月，陳永興顧問到羅東，拜訪靈醫會並參觀羅東聖母醫院。我敬陪陳顧問參觀醫院，也參加了護理部主辦的「願望樹」活動。陳顧問問我：「靈醫會的神父及神職人員們對蘭陽所做的貢獻，讓我非常感動。我是基督徒，不是天主教徒，擔任羅東聖母醫院的院長，是否適當？」我回答：「適當。」

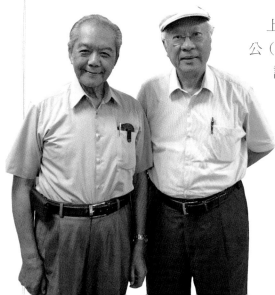

上帝、天主、上主、聖言，或稱天公（臺語）、神樣（日語），God（英語）、Gott（德語），都是指宇宙唯一的神，兩教是可以合一的。福音記載，從來沒有人見過祂，只有那在父懷裡的獨生者，給我們詳述了（若 1：18）。

陳院長的 6 年事主工作，
到今（2015）年歲末就完成了，
成就有目共睹。陳院長，謝謝
您！您使羅東聖母醫院更發揚
光大，辛苦啦。

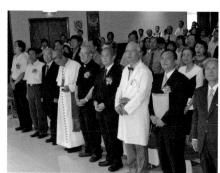

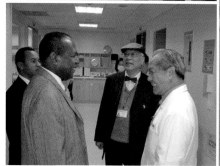

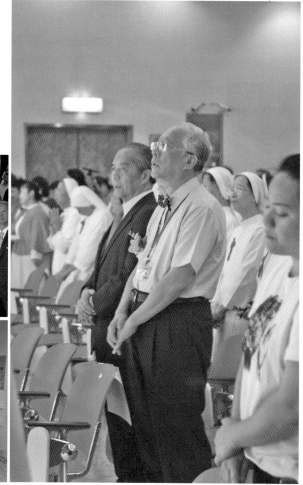

令我欽敬的陳永興院長

醫療副院長

蔡米山

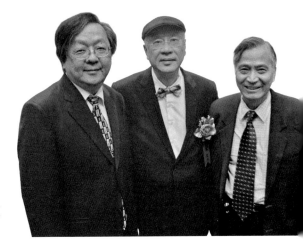

時間過得真快，聽陳院長說要退休了，心裡很不捨，雖然人無法與時間對抗，但心想陳院長是會退而不休吧！只是時間留給自己，做他想做的事。

打從認識陳院長起，他的為人就令人十分激賞，他具有超人之能力與體力，又具有很高的智慧。他熱心公益，做過立法委員，為臺灣社會做了不少公益。他是有目標、有理想的人，尤其是他「是非分明，嫉惡如仇——沒有灰色地帶的情操」與「勇於負責」的處世態度。

還記得在高雄時，我曾參加了院長的市立聯合醫院「醫療團隊」，當時醫院有些同事認為我不可思議，竟然要從高醫轉跳到市立聯合醫院？當時的市立醫院有「功能不好？」、「人事複雜？」、「會計僵硬？」等名聲，我曾為文〈我為什麼參加市立聯合醫院醫療團隊〉，藉以說明原由、表明心意。陳院長看起來外表嚴肅，但相處之後，知道他心地善良、溫和、好客、事親至孝。在高雄時，每逢陳院長母親的生日，很多好友都會受到他免費請客。記得有次在員工會議上，提起醫療品質，陳院長談到以前父親住院時（陳院長父親於○○醫院就醫）所得到的醫療待遇，他哭了。那時家父剛過世不久，回辦公室時我也哭了，此事令我印象深刻。前幾年，我們醫院同仁顏醫師不幸意

外去世時，陳院長哭了，赤子之心，真情流露。

陳院長是天生弱勢族群的關懷者，這應是他來羅東聖母醫院的原因之一，特別他是精神科醫師，也因此十分關懷弱勢族群。有時和陳院長在一起，令我深深體會到，這裡好比一個家庭：父母在時，殘障子女較安心，但父母離開時，殘障子女很可憐，也會很懷念父母。陳院長的離開，令人有這樣的感受。從他過去的作為，陳院長也代表著「關懷本土」的核心價值。陳院長對弱勢族群與本土關懷，可說是「春蠶到死絲方盡，蠟炬成灰淚始乾」。打從認識陳院長起，他就具有公共財產的特性，是屬於大家的，怎要退休呢？退休使人不捨，也是我們的損失，他的退休也將使聖母人永遠懷念。

6年的時間很快，在人生過程中，相遇實是緣分，相知更該珍惜與扶持。陳院長到羅東來，說要籌建老人醫療大樓，這個過程是艱辛的，如今老人醫療大樓已快要完成，其中陳院長的奔波與辛勞，深植我心。「成功不必在我」。

記得剛來羅東時，正好是2月，天氣很冷，又整個月下雨。有一天夜晚，下著毛毛細雨，陳院長驅車載著我去林誠一先生的家。林誠一是宜蘭名人、前誠泰銀行董事長，也是國策顧問，他很欣賞陳院長的才能，對院長說：「錢我可以幫，只要你把醫院做好，不要使宜蘭人再去臺北看病就好。」對院長非常賞識，可惜2週後，他突然因心肌梗塞去世，陳院長很傷心。在此謹記一二。6年來，院長的辛勞如「寒天飲冰水，點滴在心頭」。

陳院長的離去，很多人會覺得不捨，將令人永遠懷念。6年時間已屆，如今陳院長雖要退休，羅東聖母醫院也有所進步，我要給羅東聖母醫院同仁的努力打上圈圈，也願我們不要停歇，加油！再加油！也致上我的關懷。至於，陳院長：我只能說：「I love him more than I can say.」

勇敢有擔當
和超強執行力的陳院長

護理副院長
楊廷芬

感動
就
不遠
陳永興院長的聖母情緣

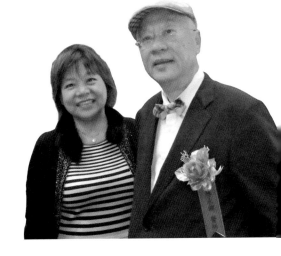

　　認識陳院長應該是從 2009 年新制醫院評鑑時說起。

　　那時我為了準備評鑑資料，經常早到醫院又很晚回家，但都會看到一位頭髮花白的老人家，一大早約 6、7 點就穿著便服穿梭在醫院裡。當時我們並不認識他，也不知道他是誰！直到後來才知道他就是陳院長。往後這 6 年，他每天都是早上 7 點左右就進醫院上班，而且一大早一定會去門診及急診看看，穿梭在門診及急診之間。

　　陳院長是一位非常有執行力的長官，只要公文在他桌上，不超過一天就會批示下來。以前公文寫好後，是要等著長官批示，而現在是趕著將批示後的公文執行結果向陳院長回報，他的行政效率實在高得嚇人。

　　陳院長更是具有前瞻性眼光，為了醫院的長遠發展。他募款要蓋老人醫療大樓及承接礁溪杏和醫院。在這些規劃之初期，都是不被看好也受到質疑的，但如今，老人醫療大樓的硬體已接近完工，礁溪杏和醫院的業務已趨穩定，全都是陳院長具高瞻遠矚的眼光所致。

　　不曾寫歷史傳記的我，也藉由陳院長的帶領及要求，開始練習寫羅東聖母醫院的護理歷史及神父修士的傳記，經過約 1 年的時間，竟然協助完成《感恩與傳承》、《忘了自己，因為愛你》2 本書。藉由此事，讓我更瞭解陳院長，除了他自己喜歡寫書之外，更喜歡送書給別人，只要是好的書籍，他也喜歡與人分享，他的會客桌上堆滿了各種書籍，當然這幾年來我收到最多來自陳院長的禮物，是將近 20 本的書。

　　陳院長的用人策略是有發展性的。我從事護理工作已將近 20 年，臨時轉換人資或協助杏和醫院行政業務，對我來說都是全新且具挑戰性的工作。但陳院長是全權授權，並在旁適時的提供協助。使我在短短的 6 年中，學習到職場生涯最豐富的經驗，讓我除了護理的專業外，更能擴充自己的視野。

　　有緣跟陳院長一起工作 6 年，在他即將退休之際，很多感謝的話都比不上送上天主的祝福，聖經上說：「什麼是善，上主要求於你的是什麼？無非就是履行正義，愛好仁慈，虛心與你的天主來往。」（米 6：8）以及「Love and faithfulness meet together; Righteousness and peace kiss each other.」（Psalms 85：11）將這兩段聖句送給我敬愛的陳院長，並祝您主恩滿滿。

院長請你不要退休

病理科主任
鄭瑞雄

感動
就
不遠
陳永興院長的聖母情緣

　　我和陳永興院長是高雄醫大的校友。在和信醫院服務時，陳院長去演講，我對他的口才，印象特別深刻。5年前，保吉生技公司簡董帶我來羅東見陳院長，見了面，他就開門見山，告訴我他正在找一名病理醫師。他開始講述羅東聖母醫院早期的神父、修士、修女們，默默在臺灣奉獻的故事。他們學臺灣話，照顧臺灣的痲瘋病患、殘障者、智障者、結核病人、小兒麻痺兒童、失智老人、原住民，數十年如一日無怨無悔，變成了比臺灣人更愛臺灣的人。陳院長說他受了感動，遠從高雄來羅東聖母醫院服務。他說：「有感動，就不遠；心裡有理想要實踐，再遠都要去。」我被他的話感動了，也就留了下來。

　　時間過得真快，我已經在羅東聖母醫院服務滿5年了。陳院長也將任滿6年，這5年來，院長對我的照顧無微不至，真是感激他。最近聽說他要退休，使我相當訝異，想不出他為什麼要提早退休？

　　他說有感動就不遠，千里迢迢，從高雄帶著理想來這裡，改變羅東聖母醫院的許多地方，大家有目共睹；譬如使羅東聖母醫院的財

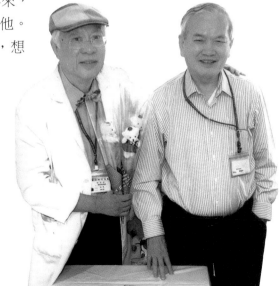

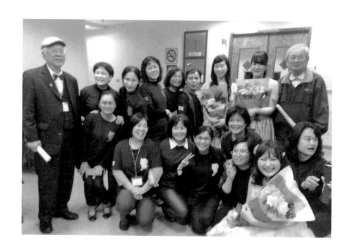

政由虧轉盈。但是還有許多事情需要他繼續領導及改進。陳院長一直耿耿於懷的，是要提升羅東聖母醫院的醫療品質。要提升醫療品質，需要有足夠的護理人員及醫師。他最棘手的是護士的缺乏，招募不到醫師。他建議高層建蓋醫師宿舍，設置醫師退休制度，提高護理人員待遇，這些都有助於招募醫師及護理人員，但都未被高層採納，相信這難免給了陳院長很大的挫折感。陳院長上任以來，也有3、4億的盈餘，不是沒有錢呢！到底高層在想什麼？

陳院長，你來羅東聖母醫院時所懷有的理想，還有很多沒有實踐，尤其你苦心募款興建的老人醫療大樓即將完工，你捨得放下它而離去嗎？大樓完工後的規劃，更需要你的領導來推動，我們希望你不要退休，難道你沒有壯志未酬之感嗎？

6年來，你改善醫院環境設施、減少健保資源浪費、開拓病患服務、結合社會資源和志工人力、照顧更多需要幫助的弱勢民眾，勸募打造老人醫療大樓，希望能在蘭陽地區建立起妥善照顧身、心、靈健康的老人醫療中心，做為奉獻給蘭陽地區老人家虔誠的禮物，這些都讓我們希望你不要退休啊。

我所認識的陳永興院長

藥劑科主任
陳文獻

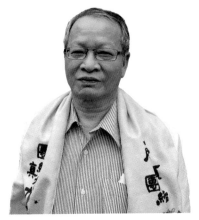

我與陳永興認識是在大學時代，大四那年我擔任高醫青年社社長，他則擔任南杏社社長，這兩份刊物是當時高醫的代表性校刊，我們當時一些好朋友協助撰稿，每週我們聚會 1、2 次，探討內容和主題，也會談些國事暨社會事。在那段期間，讓我覺得陳永興才智過人、洞悉時事敏捷、對朋友義氣相挺，是一個很有愛心、很關心弱勢團體的人，往後 40 幾年，我們成了莫逆之交。

這 40 幾年的友誼中，陳永興最值得我詳述的是，民進黨第 4 屆黨主席競選時，由第 3 屆黨主席黃信介與陳永興參加競選，投票場地就在臺南縣政府，因我是臺南人，受永興邀約恭逢其盛，我得知競選對象是黨外大老黃信介前輩，感到十分疑惑。我們在黨外時期最敬佩的 2 位民主先進，不就是黃信介先生與康寧祥先生嗎？我提供淺見，希望永興放棄競選，他經過沉思，最後決定禮讓黃信介主席連任。所謂退一步海闊天空，事後黃信介元帥花蓮東征開疆闢土，接著陳永興花蓮拓荒當選立委。在黃主席第 4 屆任內，陳永興經常代理主席，期間國民黨主席李登輝總統召開國是會議解決憲政危機時，陳永興主張參與國是會議，贏了這一戰，「終止動員戡亂」、「萬年國會告終」，國是會議促成總統直選的決議。李總統相當賞識陳永興處理 228 的平反及國是會議中的表現，遂提名他為監察委員，但他堅持不去拜票，因

為永興個性正直、堅持理想，最後當然沒有通過。

　　我本來已從南部的護專退休，永興來羅東聖母醫院當院長，為了控制藥價成本，希望我來幫忙。我來羅東之後，發現永興真的很努力為醫院經營投入最大的心血，舉例來說，礁溪杏和醫院經營困難，來求助於陳院長，永興經多方思考，認為可接收這家醫院，因本院座落於溪南，而杏和醫院位於溪北，可藉此擴充服務範圍，為了頭城鎮及礁溪鄉民眾，加上雪山隧道發生車禍的傷患，兩家醫院可互相支援擴大營業。剛接收時，院內頗有雜音，包括財務面、人事面、支援醫師、醫事人員、儀器設備、未來性等。事後諸葛孔明嗎？不是，如今礁溪地區房地產大漲，杏和醫院的院務也順利推展並有盈餘。回憶當初，我接任藥局主管時，這家醫院的藥品進價比健保價高，這樣的醫院怎能不虧損？藥品價格經過我們努力調降後，已由虧損轉盈餘。另外，宜蘭三星監獄醫療業務也在永興院長任內建立起來，羅東聖母醫院老人醫療大樓，向各方人士募集足夠經費順利動工，主體結構已將完成，這都是陳永興院長 6 年任內對羅東聖母醫院的奉獻。

　　今天這樣一位好院長要離開了，真的有點不捨，不過階段性任務完成後，他又會去做他認為更需要的工作，這就是陳永興的個性。我也將要隨他退休，4 年來我能協助他的，我已盡力了。醫院需要藥價控制成本，這是我的職責，我也會考慮醫師對使用藥物的信賴、病人對藥物的觀感，還有廠商的服務品質。最後，我要說，羅東聖母醫院是我與永興一段共同美好的回憶，我們 40 幾年來一直是好朋友關係，唯有這一段是長官與部屬的關係，人生真奇妙，生命的最後階段才有這樣的交集。

過去這幾年讓我學到很多

惠民醫院院長、羅東聖母醫院復健科主任

鄭光智

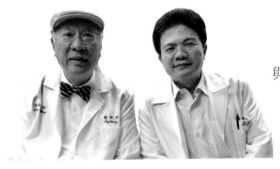

陳院長充滿了個人特質與魅力，天生就是領袖型人物。不管你喜不喜歡他，總是會折服於他清晰的思路與卓越的口才。任何時候，他總是鎂光燈的焦點。也因為他的特質與政治背景，所以交遊廣闊，身邊圍繞各式人物，這也成就了他驚人的募款能力，直接間接地提高了羅東聖母醫院的曝光及知名度。

老實說，陳院長剛來的時候，一些人覺得他太過於理想，尤其院內一些知名度高的醫師，認為陳院長的領導較強勢，也有人較習慣過去無人管理的模式，難免會有一些衝突，代價就是有些高知名度的醫師求去，但陳院長仍堅持一貫的風格，強調團隊共識和現代化管理，推動改革，繼續招募新進醫師，終能使羅東聖母醫院團隊令人耳目一新。漸漸相處久了，在觥籌交錯間，在歷次會議中，逐漸熟悉陳院長的為人想法，以及他的理想與堅持。

感謝陳院長的信任與知遇之恩，指派復健科接手惠民醫院後續的營運重任。這3年多來無不夙夜憂勤，恐託付不效。所幸者，今惠民醫院的業務逐漸上軌道，已稍有盈餘，不僅能自給自足，尚能部分回

饋靈醫會。這一切都要歸功陳院長在背後的支持以及運籌帷幄。雖然過程中有許多挫折與辛酸，來自各方的誤解與不信任，惟陳院長能展現睿智，在很短時間內，瞭解問題並歸納出重點，始終給予經營團隊支持與溫暖。

老人醫療大樓從無到有，絕對是陳院長的指標性功績，毋庸贅言。老人醫療大樓的出現，也許是陳院長階段性任務的完成。但對於復健科而言，這卻是開創嶄新格局、孕育新生命的開始。未來，如果我們在老人照護、在復健醫療上有更好的成就，能提供更多的服務，都要記上陳院長無法抹滅的貢獻。

近來，工作上常有為人作嫁衣裳、英雄氣短的慨嘆，想同之也。田園將蕪，胡不歸？陳院長的任務與格局絕不僅限於此，為了這塊土地、為了臺灣民主推展，永興院長勢必展開新的不可能的任務。老兵不死，也未凋零，只是影響永在、精神長存。言有盡而意不可止，若後會有期，再舉杯言歡。

用音樂和藝術
撫慰人的心靈

醫事部主任
蔡幸玉

　　大禮堂內偶爾傳來陣陣的音樂聲，如春風般的撩人心弦；健檢中心一幅幅藝術創作，使人眼睛一亮、心胸開朗。音樂與藝術能撫慰人的心靈，感性的陳院長增添院內人文氣息，使嚴肅的醫護人員工作起來能自信而不緊張，能謹慎而不急躁，使沉重複雜的工作化為勝任愉快與溫馨的關懷。

　　6 年來，醫院一直在改變，這天我靜靜站在醫院廊前，抬頭一望嵌在神父新宿舍牆上的聖嘉民畫像呈現在眼前，時刻提醒我們不忘聖嘉民服務病人十誠的精神。廊前已規劃為一片綠意綿延的希望之丘，旁邊聳立著新建的老人醫療大樓，將共同守護著老年人最後一段人生旅程，使老年的健康醫療得到最完備無憾的照護。

　　驚覺時間飛逝，一晃 6 年就過去了。回想這幾年在陳院長的領導下，大家一同事工，其中的點點滴滴真是數不盡，人間美事何其多，都留在大家的記憶裡，現在只能無奈的道別，互祝平安。

　　在主內生活就有盼望，盼望帶來希望，彌補了心靈的空虛。盼望也帶來了平安與喜樂，抹去了辛勞與淚水。盼望終於要實現了，然而，豪氣十足、本著「有感動，就不遠」的陳永興院長，即將功成身退，

他也殷切期盼每位聖母人及後進，能百尺竿頭更進一步，再接再厲使愛的故事繼續流傳下去，愛的光芒遍照聖母園地。

　　全新的聖母園地將要呈現，成長過程充滿了淚水與歡笑，充滿了愛。只要有愛的地方，就有感動，謝謝院長的帶領，您的努力堅定了我們的信心。

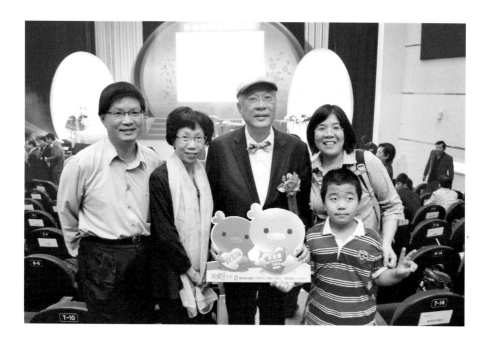

從對陳永興院長的
第一個印象說起

病歷室主任

林素滿

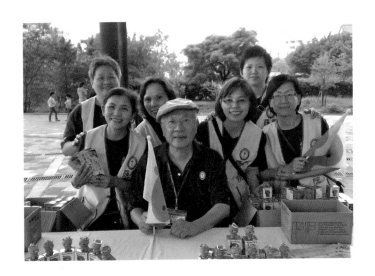

感動
就
不遠
陳永興院長的聖母情緣

　　2009 年 10 月 1 日，羅東聖母醫院來了一位特別的人物，當時素滿很榮幸擔任院長交接典禮的司儀，有機會與即將上任的陳院長近距離互動。在典禮前一天的彩排後，陳院長請我們到辦公室，指導部分投影片如何調整播報會更適切。讓我對陳院長細膩的心印象深刻。

　　陳院長上任後不久，與各單位主管餐敘，一一詢問主管們工作上的問題與困難，有沒有院長可以協助解決的。席間，對於病歷室提出推動電子病歷的過程中，紙本病歷管理上所面臨的困難與窘境，陳院長當下指示：「真有困難推不動的，就應該做調整，不要為難同仁！」讓我對陳院長體貼的心印象深刻。

　　這些年來，陳院長隔一段時間就寫信給全院同仁，內容有期勉與鼓舞的、感恩與關懷的、叮嚀和祝福的、淚流滿面泣別的、滿懷感恩無盡感謝的。「院長要和所有同仁共勉：寒冬飲冰水、冷暖在心頭，熱情不要熄滅，理想不能喪失，只有堅持改革不斷前進，才能走出死陰的幽谷……祝福你在溫暖的被窩中度過最冷的寒冬，醒來帶著甜美的微笑，愉快的上班工作吧！」、「幸福是什麼？是同仁燦爛的笑容？或是院長被大家感動時掉下的眼淚？是哀傷同悲，分擔痛苦的感覺？或是分享喜樂，互相支持的鼓勵？我覺得幸福的種子來自生活中的感動……」、「如果不能保有與受苦的病人在一起分擔痛苦的心，就不可能做得好醫療專業工作……」讓我對陳院長的面冷心暖印象深刻。

　　感恩神父們遠從義大利來，感恩陳院長遠從高雄來，因著您們的那份真心，我常不自覺哼著這首美麗的歌〈感動就不遠〉！

老人服務中的領航者

護理部督導

林素秋

　　過去護理之家安安靜靜，偶爾有音樂或志工來陪長輩唱唱卡拉 OK。這 6 年來，因為陳院長的關係，護理之家也有了煥然一新的改變。陳院長看到宜蘭人的需求、看到高齡者的需求，為羅東聖母醫院做了一系列的規劃。

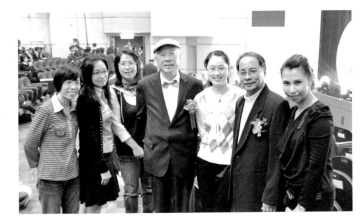

　　為老人長期照護募款建造一棟大樓，為羅東聖母醫院開啟另一條大道。羅東聖母醫院歷史悠久，一夕間要改變創新，談何容易？讓我們欽佩陳院長的是，他不辭辛勞四處奔波，為羅東聖母醫院募款蓋老人醫療大樓。早期，我們醫院在中南部的名聲不夠響亮，陳院長的朋友、吳念真導演、范瑋琪拍攝的募款影片，感動了臺灣每一個角落的愛心人士，善款絡繹不絕地湧入羅東聖母醫院。就這樣，老人醫療大樓順利破土動工，匯集所有的善心人士南北奔波、國內外號召，今年大樓將順利完成。

陳院長經常提醒，我們募集了世界各地的愛心，不能辜負大家的期望。陳院長是我們在老人服務中的領航者，護理之家的大大小小都深受陳院長的疼愛，經常有活動團體、歌仔戲、舞蹈團體、音樂團體及藝人團體來護理之家表演，讓長輩體驗不一樣的生活，也讓護理之家變得更有生氣。護理之家的所有同仁，深知陳院長的理念，我們會更細心及耐心來服務長輩，才不會枉費陳院長為我們的付出。

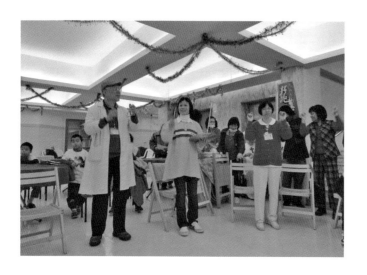

院長，我們感謝您為我們的新家所付出的努力，我們會更加認真，謝謝您送給我們禮物，我們會好好珍惜並發揚光大。院長，謝謝您！

院長與安寧

安寧病房護理長

林春蘭

感動　就　不遠　陳永興院長的聖母情緣

　　有一位旅居溫哥華的臺灣人在當地擔任安寧志工，有 5 年多的服務經驗，想為故鄉的土地與人民盡一份心力。他是陳院長的朋友，經由院長安排，直接到我們的安寧病房服務。

　　許大哥於 2013 年 2 月抵達醫院，隔日即開始服務。3 個多月中，他每週工作 5、6 天，說是想好好把握在臺灣的難得時光。他盡心盡力為安寧病房的病人及家屬服務，每天長時間與家屬接觸。他懂得會談及陪伴的技巧，頗受好評。他也完全融入安寧團隊的大家庭中，並把他的經驗分享給大家，也將病人的許多狀況主動提供給醫護團隊，真是我們團隊的好幫手。在感謝許大哥之餘，我更要謝謝陳院長當年的推薦與協助。

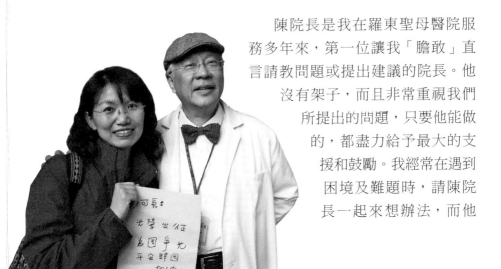

　　陳院長是我在羅東聖母醫院服務多年來，第一位讓我「膽敢」直言請教問題或提出建議的院長。他沒有架子，而且非常重視我們所提出的問題，只要他能做的，都盡力給予最大的支援和鼓勵。我經常在遇到困境及難題時，請陳院長一起來想辦法，而他

也時常給我機會，讓我在院內各種會議上做安寧的推廣說明，讓我得到更多的協助。

記得有一位病人曾經說他在年輕時辛苦的日子裡，閱讀黃春明老師的文章找到生命的力量，因此，希望在生命盡頭時可以看到黃老師。陳院長知道之後，馬上聯絡，把黃老師請到床邊，與病人傾談、分享。這溫馨感人的情景，至今尚歷歷在目。那時，我站在一邊，為他們彼此找到知音，深受感動。我也看到陳院長從口袋中取出手帕，頻頻拭淚，讓我感受到院長是性情中人的面貌。

每次有來賓參訪醫院時，陳院長一定會帶他們前來安寧病房參觀，同時也對我們所做的努力給予肯定，讓大家覺得再辛苦也是值得的，我想這是每位員工最大的希求。

陳院長在最近提到準備退休的事。我聽了之後，心中當然有幾分不捨，但也知道陳院長在任期中，有幾次因身體不適而住院，深深感到他承擔了艱辛、巨大的使命。其實，陳院長已為羅東聖母醫院盡了最大的努力，達成許多令人感佩的目標，在羅東聖母醫院的歷史上留下不可磨滅的足跡；我想全院上下同仁都有同感。最後謹祝院長，身心健康！平安喜樂！

無畏

護理師
呂玫岭

　　人生一世，有人星光燦爛、波瀾壯闊，有人理性克制，卻有大庇天下寒士俱歡顏的浪漫理想。在這個波濤洶湧的世代，如果沒有深刻的宗教情懷、熱切的實踐每個人生而平等的寬闊胸襟，很難承擔如此艱苦的歷史責任。在上個世紀的 80 年代，捍衛著臺灣人的尊嚴，追求 228 的真相與和解，意味著必須承受風雨如箭。而這樣的歷練亦成就了吳念真眼中最不自私的人——陳永興堅強務實的性格。

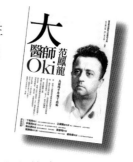

　　他在天主教靈醫會羅東聖母醫院將邁入 60 年的時刻，接下了這個棒子，此時正是醫療崩壞、醫病關係緊張的時刻，又面臨健保夾殺，如何在狹縫中求生存，並起草老人醫療大樓的興建，在在考驗領導人的智慧與洞見。而參與國際醫療援助，不僅是醫療支援，也實現了臺灣從接

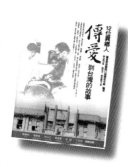

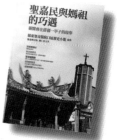

受到給予，並提醒醫療工作者「莫忘初衷」的精神，與 60 多年前飄洋過海到臺灣的那群靈醫會士，以及從斯洛維尼亞來的 Dr. Oki 無聲輝映著。

他成立口述歷史小組，記載當年靈醫會飄洋過海到臺灣篳路藍縷的艱辛，以及大愛無國界的精神。而這個小組的成立也改變了我的人生軌道，因為個人自覺寫作手法並不成熟，即所謂沒有質量便無吃水深度。我決定重回校園學習正統的歷史學方法，以前我認為自己會從事護理直至終老，而參與口述歷史小組，讓我明白如果自己願意，可以去追尋人生不同的可能性。

寫到這裡，我想，人的一生端看自己的選擇，而陳永興先生一生的奮鬥歷程，從不妥協的政治性格就如同歐巴馬在就職演說中提到的：「偉大從不是被授予的，而是必須去贏取。我們的道路不是捷徑，也從不妥協，是要去冒險、努力、創造的。」

感動就不遠

婦幼中心護理師

蕭佳玲

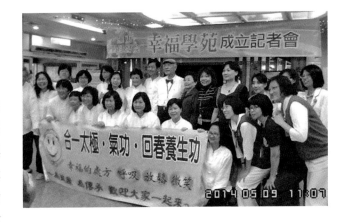

時光飛逝，約莫 18 年前，自護校畢業就在羅東聖母醫院任職。感恩聖母慈愛，讓我在這裡生根，體驗職場人生。曾經在內科服務約 3 年半，因緣際會轉調到婦產科領域，期間感受生老病死，不變的是，懷著感恩心、愛人心、關懷心，讓我學習了，也成長了。

記得初到本院，在員工體檢時接觸的神職人員——馬仁光醫師。說真的，和馬修士的言語互動，聽嘸啦！我努力拼湊馬修士所想表達的關鍵字，心想著，這位醫師怎麼和病人溝通呢？後來，我曾和學姐聊到馬修士，她們心中的馬修士，以病人利益為優先，注重時效性，又幽默。和長輩聊及馬修士，也都是讚揚。2010 年，馬修士蒙主寵召，他的事蹟仍存在於和他接觸過的人心中。

在臨床工作中，我接觸較多的是卡修士，主要負責男病人的尿管護理及褥瘡處理。我覺得，有些護理技巧是課堂上學不到的，剛交完

班，就見卡伯伯帶著小跟班去巡視病房，和家屬關係融洽，像是導師，亦是朋友。他的圓肚子真的可愛極了。

現任陳院長來自遙遠的高雄，感覺有著南部的熱情，時尚裝扮，招牌鴨舌帽，為 57 年歷史的羅東聖母醫院帶入青春洋溢的氣息。值夜

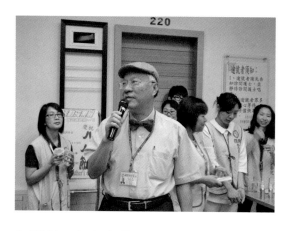

班時，也可以看見陳院長親臨巡視病房區。聽聞他為了推廣羅東聖母醫院，與政、商界交際活動頻繁，以擴展版圖；同時，他也照顧了員工的福利，和同仁們親如家人朋友般。感性時，寫一封封書信給大家，以抒發心情、告知最近活動或工作進度和願想，在空中談心；只要有時間，陳院長也歡迎大家與他邀約，喝杯咖啡談談，可見其親和力。陳院長的努力，大家都看得見，感謝您這些年的付出，期許還有機會讓您繼續帶領我們走向未來。

感謝、感動、感念

牧靈關懷部組長
吳美卿

　　6 年前，陳院長預定在 10 月份就職，卻提早在 9 月份就先來瞭解院務。這是我對陳院長做事認真的第一個感動——充滿幹勁與理想。

　　牧靈部的早禱曾數次邀請陳院長分享，他從不拒絕，且每一次的分享都令人獲益良多，這是我對陳院長的第二個感動——博學多聞。

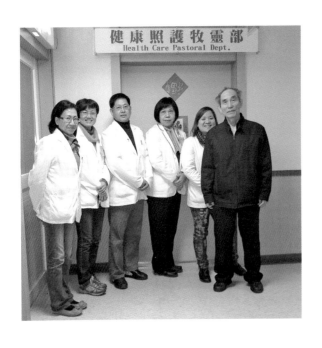

　　有一次，我擔任老人醫療大樓募款活動的志工。有位長者掏出身上所有現金，購買醫院製作的運動衫，還一直讚美陳院長：「這位陳院長真打拚！」從民眾口中聽到對陳院長的肯定與讚美，這是我對陳院長的第三個感動——做事用心、富巧思。

曾經，有一位朋友掛陳院長的門診，家屬們對病情既心急又緊張。只見陳院長莞爾致意，一句話輕鬆帶過：「這個我來處理一下就好了！」頓時，釋放了家屬與病患的不安，成功建立了醫病間的信任，這是我對陳院長的第四個感動——專業素養與視病如親的仁心。

　　有一天，在院務會議中，本部的主管神長要我轉達，是否可以停辦月例會安排講師的工作？陳院長當場表示要解散牧靈部的成員。事出突然，讓我嚇呆了。事後，我鼓起勇氣，試著瞭解情況，與陳院長溝通。原來，陳院長深怕我們的福傳工程萎縮了，刻意激發我們，讓我得以全力以赴地安排月例會的講師工作。這是我對陳院長的第五個印象——嚴謹務實。

　　陳院長有嚴厲的一面，也有很多美好的人格特質，例如：口才好、文章好、領導能力好，組織能力好、心地善良，又風趣，與如此善解人意的陳院長相處共事，是全體員工的福氣，感謝讚美主派遣陳院長來為蘭陽子民服務，更感念陳院長為我們帶來的生命感動，永存我心。

愛心小舖的感動

愛心小舖經理

徐快君

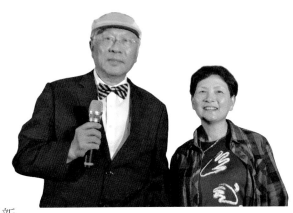

好快，6年了。這段期間，我從擔任健康管理中心的經理、募款中心主任，到後來負責規劃經營愛心小舖這個新單位，說真的，對一個醫檢師出身的我而言，這真是一段意料之外的，奇幻而美麗的旅程。如果說，我勉力無負所託，而讓這段行經的路途多了那麼一點點亮麗、鮮花的話，那麼是因為途中一直有很多天使的陪伴和守護，而其中陪伴、指引我一路到底的天使，就是陳永興院長。

是的，如果沒有陳院長，就沒有愛心小舖，這是確定的！

2009 年 10 月陳院長上任後，許多次的談話中，都聽到陳院長分享花蓮門諾醫院愛心小舖的輝煌成效，很有吸引力。特別是這句：「靠著義賣捐贈物品，每天都有 1 萬元左右的收入，可納入募款基金！」時任募款中心主任的我，聽在耳裡放在心裡，內心盤算著要如何規劃與行動。

首先出現的天使就是院長夫人 —— 琰玉姐，她不但親自陪我到門諾醫院觀摩取經，讓該院毫無保留地傾囊相授愛心小舖的作業流程，這使得我幾乎能以複製的方式將聖母醫院的愛心小舖規劃完成。2011

年元月2日，院內愛心小舖正式成立，隔年元月再成立院外愛心小舖，每天果真有1萬元以上的收入。

成立之初由於志工嚴重不足，無法順利排班，陳院長也跟著我們腦力激盪，感謝護理部、復健部、醫事部……等單位雖在百忙中，仍以排班方式提供愛心小舖的服務，有好幾位退休同仁的拔刀相挺，也是共渡艱辛時刻的感恩。如今已經有46位的志工陣容，每天面對這些志工天使們的熱情服務，除了感動還是感動！

都4、5年了，就算到現在，偶而在愛心小舖沒有客人的空檔時，我還是愛跟後進的志工同仁們聊個幾句，告訴她們這裡是怎麼從零開始的，其間發生了多少動人的故事，又是怎麼走到今天變成一個超過7,000人曾經捐贈愛心物資的單位的，而這一切，其實都源自於一個強而有力的後盾在默默支持著的。

如今，我們最強有力的後盾陳院長就要退休了，除了誠心謝謝他這麼多年來的協助，同時，我也真的這樣覺得，往後就算過了再久，關於聖母醫院愛心小舖的那段篳路藍縷的傳唱裡，陳院長和琰玉夫人曾經對這塊愛心園地如此無私付出的這一段故事，依舊會是最動人的那一則。

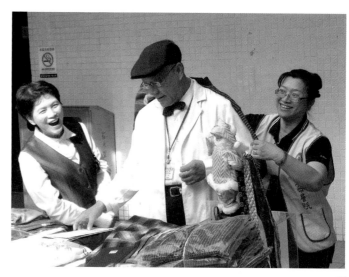

募款過程中感謝不盡

院長室特別助理

賈漢生

感動
就
不遠
陳永興院長的聖母情緣

　　我跟陳永興院長在花蓮認識 18 年了。8 年前，偶然的機會讓我們在臺北再度相逢，得知陳院長即將到羅東聖母醫院任職，當時很為他開心。1 年後，陳院長告訴我，這 8 年來臺灣高齡化嚴重，醫院想籌建老人醫療大樓，我也自告奮勇的加入這個計畫，從此展開一連串的募款活動。

　　其實我在流行音樂工作了 28 年，並不瞭解如何募款，只知道憑著信心，一定可以做到，而陳院長總是在旁協助、鼓勵和支持。第一年，吳念真導演應陳院長之邀，拍攝了 2 支募款廣告，當時的我全程參與，吳導用心認真的程度，令人感動，而拍攝完成後，陳院長又要為了播放廣告的經費，到處拜訪奔波，終於得到一筆杏輝醫藥集團贊助的預算，感謝好友李明依在百忙之中，又無酬為我們主持首播的記者會，果真上帝的應允得到社會各界廣大的迴響。

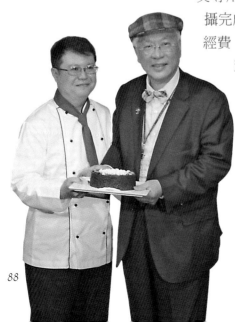

　　那年，福茂總監吳怡芬在生日那天，和導演楊佈新來到羅東聖母醫院。他們與陳院長交換意見之後，決定一起協助我們，加入募款的行業，因此也就有范范一起來加入我們。范范不但代言演唱，更邀請陳小霞、姚若龍老師親自為醫院譜寫〈感動就不遠〉，更與王宏恩合作寫了一首〈平安鳥〉，從此募款的活動更加豐富。

　　這 4 年多，謝謝陳院長給了我們募款中心同仁很多的帶領和支持，更謝謝好友李明依、溫金龍、陳克華、丁松筠神父、李宗盛老師、范范、黑人、陳冠宇、蔡興國、趙詠華、李烈、屠穎、黃秀禎、吳怡芬、楊佈新、王宏恩、陳小霞老師、姚若龍老師等這群好友們，衷心感謝您們，如今老人醫療大樓已經募款完成，明年將竣工使用，陳永興院長也將於 12 月功成身退，陳院長謝謝您，您的愛會一直傳下去，如果心裡有感動，目標就不遠，不是嗎？

包容與信任讓我淚崩

公關部主任

俞芳苓

照片後方的時間定格在 2009 年 10 月 1 日，好快呀！ 6 年眨眼即過，彷彿昨天的事而已！

猶記得和陳院長的第一次見面，是在 2009 年底、2010 年初左右，一場宜蘭縣記者公會的年終餐敘，甫到任的陳院長積極主動的逐桌致意，除了希望多認識地方士紳外，更希望為羅東聖母醫院建立更紮實的地方關係，由該次餐會及爾後陸續碰面的地方活動，可深刻感受到陳院長的用心。這對一個在地宜蘭囝仔的我而言，是好奇，也是驚訝，因為我熟知的羅東聖母醫院總是沉默地做該做的事，少與外界積極接觸，有的多半是被動的捐款活動，或僅限於教會、教友的相關事項等。然而，也因為陳院長的積極，才讓我有機會進一步認識他，甚至在他的引薦下進入羅東聖母醫院的大家庭。

有人問我，跟著陳院長做事有壓力嗎？同仁們也常問，究竟要如何與陳院長相處？因為當他沉思走逛院區時，經常是嚴肅的表情，讓原想打招呼的同仁退避三舍。我的回答是：「院長不笑時，雖然表情嚴肅，但實際上是位好相處、願意傾聽部屬意見、同理部屬的

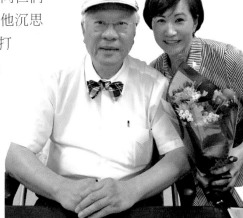

辛苦、包容部屬、充分授權、心腸柔軟、不端架子的好長官。」他聰慧過人，每週的募款會議總有許多創意點子，對於醫院的經營有長遠的願景，人事派任有獨特見解，總能適才適所，讓院內獨具才能的同仁有發揮的舞臺，他帶領羅東聖母醫院轉虧為盈，他讓羅東聖母醫院越來越有生命力，他讓更多人看見羅東聖母醫院！

　　我在 2011 年加入聖母大家庭，至今已滿 4 年，若問我跟隨陳院長期間印象最深刻的事，那一定是他對我的包容與相信。那是剛進來第一年發生的事，回想起來依舊深深感動。那天，我在院長室討論活動，忽然有一位主管進來，當著陳院長的面數落我的不是，我想反駁所有的事皆與我無關，怎能憑空捏造？況且若真有這事，那無疑是我在扯院長後腿，給他難堪，院長與我該如何以對？事後欲向院長解釋清楚，當然也想洗刷冤屈，但我才一開口，院長舉手輕揮：「沒事、沒事，別放心上。」

　　多麼慈悲、大格局與體貼的上司啊！讓我瞬間淚崩、倍感溫馨，能跟隨如此善解人意、懂得照顧部屬的上司做事，我真的好幸運，不論在處事、接物、待人，都讓我獲益良多。

　　如今陳院長要退休了，心中滿是不捨，少了一位願意教我、包容我、充分授權的上司，我的心不禁惶恐起來。他的離開對我、對同仁、對醫院而言，都是極大的損失，彷彿大船少了有智慧的船長，對於前方不明的海況，總是讓船上的人揣揣不安。只是再如何不捨，也只能尊重陳院長的決定，祝福他退休後能實踐自己的理想，造福更多人，生活更愜意，或許這幾年因費心院務早生的華髮，得以因退休後的放鬆而反黑，最後讓我再一次大聲的說：「院長謝謝您，您辛苦了，祝福您，平安、健康、喜樂、主恩滿盈！」

感動就在我身邊

募款中心主任

李麗秋

　　他在會議上總是勇往果斷，有時發飆憤怒、有時苦口婆心、有時耳提面命，但總能勇往果斷讓人跟著前進。

　　他在院內的時間，總是 8 點未到就在院內各角落走了一回，或在夜半到各單位看看工作伙伴、與伙伴聊聊工作狀況，當然有人視若無睹、有人話家常談工作、有人寒暄問暖，但您總會看到一位若有所思、時常院內走透透的院長。

　　他總是寫信給院內同仁，信函中報告院內的大小事、說理想道願景、寫故事述心情，字裡行間的分享，殷殷切切的叮嚀，總會讓人心有所感、心有所動，會想與他一起分擔、與他一起勇往直前。

　　我時常在想，是宜蘭的陰雨天氣讓他憂鬱睡不著，或是院務繁瑣讓他睡不好？睡不著的夜晚及清晨在醫院走動，提筆爬格子寫「家書」，有人說這是「走動式管理」，我喜歡說它是「行動關懷」。每一次的愛深責切，無非是希望同仁們能彼此協調與合作；希望同仁們可以同

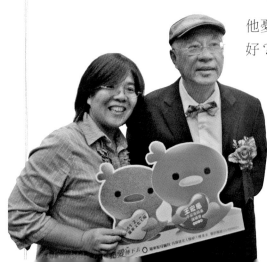

理病人及家屬的境況。他是一位讓人覺得有點遠又有點近，鐵漢柔情的領導者。

2009 年 10 月，陳院長就職時，送給來賓及同仁的禮物是《醫者情懷》。一進院長室，桌上總是放滿醫藥、歷史、人文、藝術、政治的相關書籍或雜誌，讓人看到一位以書會友的主人，也看到一位人文社會關懷及行動兼具的醫者。

到職後，陳院長成立口述歷史工作小組，帶領同仁踏尋靈醫會在臺灣的足跡，在 3 年間完成《大醫師范鳳龍 Oki：為蘭陽平原種下感動》、《12 位異鄉人，傳愛到臺灣的故事》、《忘了自己，因為愛你：12 位靈醫會士之醫療傳道實錄》、《聖嘉民與媽祖的巧遇：靈醫會在澎湖一甲子的故事》，以及《感恩與傳承：靈醫會來臺灣 60 週年紀念專輯》。這 5 本書記錄了近 60 年來靈醫會在臺灣種下的感動。

我想，每位參與小組的成員，都很慶幸自己能記錄和分享靈醫會的服務事工，也成為每位參與者生命中最珍貴的感動與祝福。

帶著感動與服務的心，我們開始了老人醫療大樓籌建的計畫，並展開募款工作，包括準備期 1 年、積極對外募款期 2 年，和老人醫療及照護議題的擴散期。這 5 年餘來，辦理了 215 場募款或宣導活動，陳院長應邀社團、學校、企業的演講更不下百場，藝文界有近百人參與協助音樂會、演唱會、畫展、攝影展、記者會、專訪對談等各式活動，計 2000 人次的工作人員及志工投入。

他參與每次活動的籌畫、提供主軸方向，邀請接待音樂家、藝文

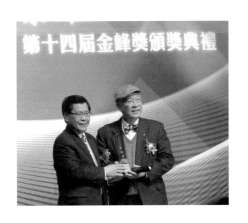

家,捐款者、社團參訪的接待,接受企業、社團的邀約演講。他總能帶著感動感染到院的參訪者、舞臺下的參與者。5 年來,他帶著感動及馬不停蹄的活動行程,觸動了 25 萬人次的捐款行動,還有近 4 萬隻的平安鳥跨越年齡、橫跨各界(演藝、文化、政治及企業界),飄洋過海傳遞一股愛與祝福的平安鳥暖潮;5 年來,他帶動社會老人照護議題,讓臺灣甚至海外瞭解羅東聖母醫院存在的價值。

沒敢問他累不累,偶會在活動結束同車同行的路上不說話,讓他稍稍打個盹。

沒敢問他累不累,但在一次會議上,發現他頭髮更白了,眼睫毛也變白了。

沒敢問他累不累,每次活動結束的第 2 天早晨,他總是會到募款中心走走看看。

5 年來,這位關懷家、行動家、倡導者及領導者就在我們身邊。

滿懷感動、堅持理想
並付諸實踐的陳院長

院長室祕書
劉嘉琳

陳院長任職那年（2009年）適逢醫院評鑑，院長提前1個月上班，擔任無給職顧問，也一起參與2天1夜的評鑑，那年榮獲區域醫院評鑑優等。同年10月，陳院長的任職演說中有一句：「我被靈醫會感動了，有感動就不遠，神父、修士、修女們從義大利來到臺灣都不覺得遠，是比天國還近的地方。從高雄到羅東，有愛，就不遠。」大家掌聲如雷，深深地被陳院長的致詞所感動。而深受感動的陳院長，於任職之後成立口述歷史小組，要為這些神父、修士、修女們編撰書籍，共出版了《大醫師范鳳龍Oki：為蘭陽平原種下感動》、《12位異鄉人，傳愛到臺灣的故事》、《忘了自己，因為愛你：12位靈醫會士之醫療傳道實錄》等3本書，希望讓大家知道，這些比臺灣人更愛臺灣的異鄉人犧牲奉獻精神與事蹟。

之後，陳院長有感宜蘭人口老化比率逐年提升，以及老人家看病就醫的不便性，因而成立募款小組，積極想為宜蘭籌建老人醫療大樓，希望在蘭陽地區建立起妥善照顧身、心、靈的老人醫療中心。募款會議每週固定開會，討論籌辦記者會、募款活動、音樂會等等，因陳院長的熱忱、募款團隊的努力推動，及員工志工們熱情支援每場的活動，讓愛心人士及社會人士等因深受感動而捐款，因此在預期之內完成募款目標，真的很佩服陳院長、募款團隊及志工們。

還記得陳院長任職時，頭髮是灰黑色，任職期間秉持當初的理念，引導羅東聖母醫院所有同仁提升醫療服務品質、改善醫院環境設施等等，而現在已經是滿頭白髮了，這就是陳院長對羅東聖母醫院付出與用心的見證。陳院長是一位好學的學者，空閒時總是會靜靜閱讀書籍，讀到感動及觸動人心的章節，陳院長就會潸然淚下，可見他是個性情中人，有著一顆溫暖炙熱的心；陳院長也是空中飛人，他的演講生動又幽默風趣，經常受邀到北、中、南各醫療機構或學校授課演講。

一晃眼，陳院長在羅東聖母醫院服務滿 6 年了。陳院長是慈父，也是好長官，我很榮幸及幸運能在院長身邊學習，學會許多待人處事、應對及有效率處理事務的方法，謝謝院長。

祝福院長，身體健康、平安、喜樂！

那天早上在郵局

《靈醫會之光》雙月刊總編輯

沈聰榮

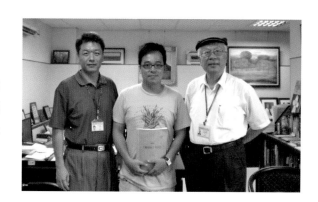

應該是 7 月份的某一個早上，我到郵局去，想要寄幾本書給一些好朋友們。

就跟平常一樣，面無表情地，抽號碼牌、排隊、等候遞件。「平信，都一樣，裡面都是書。」等了 10 分鐘才輪到臨櫃的我，遞件給承辦小姐時，順帶說了這句也無甚表情的話。

承辦小姐接過郵包，看了我一下，又低下頭去。然後，她又抬起頭來，朝著我看，帶著微笑，非－常－溫－暖－的－笑。

接收這樣的笑容的我，心裡於是小鹿亂撞。這時，明知其不可為而欲為，便想要不動聲色地奮力擺出最帥的樣子。「好想梳個頭髮，整一下衣領……」我猜，我當時「最帥的」臉龐裡的腦袋瓜中，一定是這樣在琢磨著。

「謝謝，一共 88 元。」年輕貌美的承辦小姐又這樣溫暖地對著我說。而當我正思索喬一個「帥帥地」掏錢姿勢的這個當口，「您在羅

97

東聖母醫院服務啊？」小姐又對著我說話了。「是啊！」我也忙不迭地微笑以對。「您們很偉大耶，謝謝您們，我們都有捐錢喔！」小姐的聲音一樣地溫暖，但這時的我才恍然大悟，原來，我是用醫院的牛皮紙信封裝書寄信的，而郵局小姐則是藉著認出信封上的這幾字，急切地想把溫暖「快遞」到我這個「聖母人」身上。

「哈哈，才要謝謝你們哩，我們會更努力！」我霎時間由「帥氣」轉「莊嚴」地回了這句話，但就是不知道郵局小姐有沒有感受到我做為一個聖母人的驕傲裡，其實還藏有一點點的悵然若失哩？

* * *

「羅東聖母醫院」，曾經是一個為窮人、受苦者創造過生命榮光的迦南地，但她也曾跌倒過、黯淡過，幾至被臺灣社會所遺忘。而為什麼她又能重新引領臺灣新一波善的力量的推動？若就我的角度來看，因素很多，偉大的傳承固然是其中重要因素之一，但，教會能完全授權給並非天主教徒的陳永興院長全權操持，盡情表達這所醫院的精神給臺灣社會重新認識，這一點，絕對是羅東聖母醫院之所以能重新感動臺灣社會最重要的背後原因！

我個人在 1988 年就學期間，曾因讀到陳永興醫師的《柏克萊沉思》一書而大受感動，沒想到，我真的在 1990 年有機會和他認識，甚至從此以後泰半的職場生涯都與他息息相關，所以，若由我來說陳永興醫師的好，似乎顯得極不需要了，畢竟，「實踐，是檢驗真理的唯一標準」，多年來，我都是這樣做的。

總之，懷念陳永興，或者檢驗陳永興，其實都好，也都很簡單，就一個標準：看看臺灣社會怎麼看待「羅東聖母醫院」！至少，我就是用這個標準看待的，這是那個曾經讓我心裡於是小鹿亂撞的郵局小姐的溫暖笑容，讓我突然悟出這個道理的。

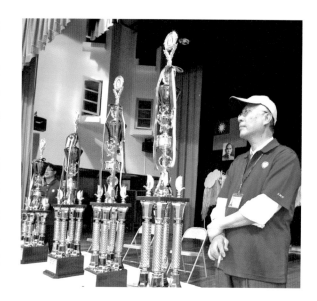

祝福我的老長官。陳醫師，6年來，辛苦了！

肆.

醫人

醫心

醫社會

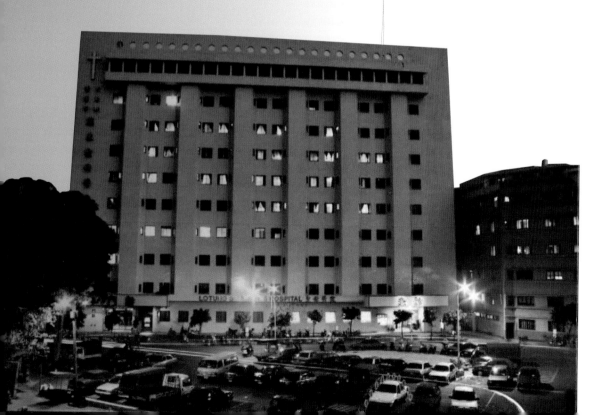

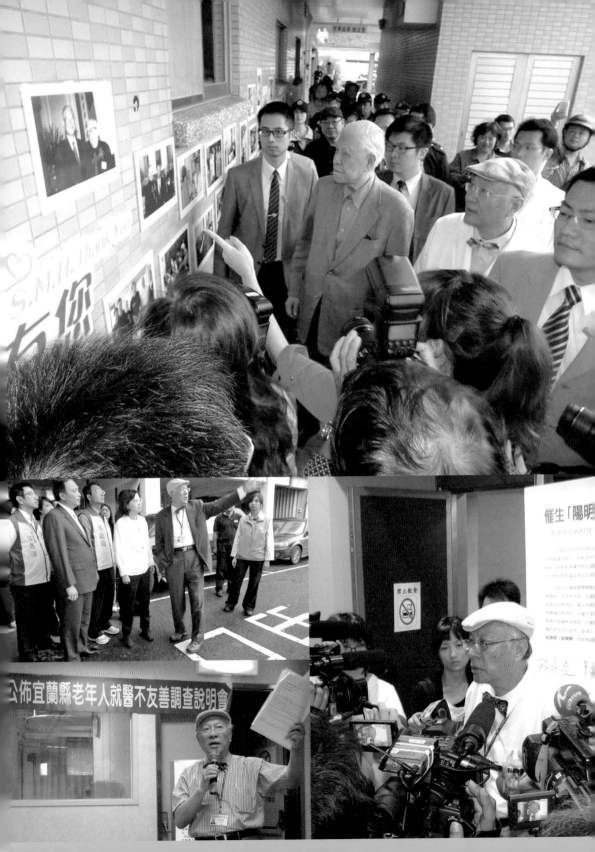

催生「陽明

公佈宜蘭縣老年人就醫不友善調查說明會

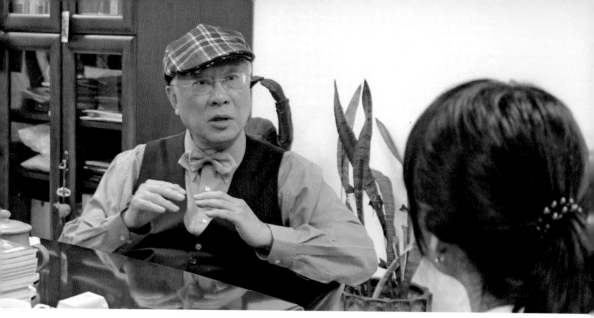

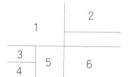

1. 陪同李前總統參觀醫院。
2. 接受媒體記者專訪。
3. 陪同民進黨主席蔡英文參觀老人醫療大樓施工工地。
4. 召開記者會揭露臺灣醫療院所醫院不夠親老的種種疏失。
5. 打破門戶之見，擔任宜蘭地區推動陽明醫院升格醫學中心的
   召集人。
6. 赴台北召開關心老人憂鬱症記者會。

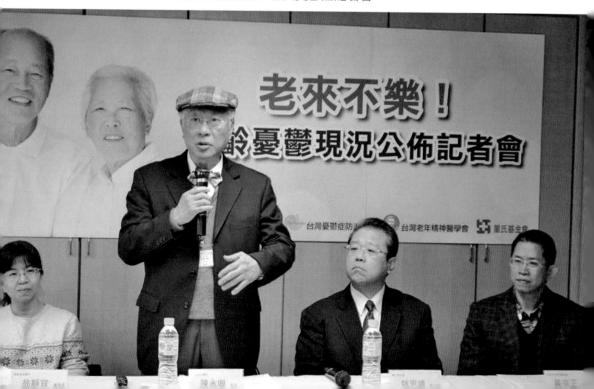

人權醫師陳永興
醫人醫心醫社會

第 23 屆醫療奉獻獎——個人醫療奉獻獎得主

> 編按：本文取材自第 23 屆醫療奉獻獎紀念專刊與聯合報之第 23 屆醫奉獎得主系列報導，並感謝作者《聯合報》記者廖雅欣小姐，併此致謝。

羅東聖母醫院院長陳永興醫師，今年獲第 23 屆醫療奉獻獎的表彰，這是天主教靈醫會與女修會第 13 次獲得這項至高殊榮。

雖然靈醫會的宣教士與醫師們，一甲子以來堅持默默地在偏鄉服事最弱小弟兄們，但還是感謝評審單位的關心，讓這份愛能夠因為這個獎項，傳遞給更多的善心人。

頒獎單位稱許陳永興醫師「不只醫人也醫心，更醫這個國家和社會；就算被很多人說傻，但他想為弱勢發聲的信念依舊不變。」

陳永興醫師如此，這其實也是靈醫會的精神、耶穌基督的精神，「你們為我兄弟中最小的一個所做的，你們就是為我做。」（瑪 25：40）

感動　就　不　遠
陳永興院長的聖母情緣
母的寄語　連的醫院。

在醫界與政界服務多年，陳永興從醫當過精神病患的啟發者，公共衛生執行者，站上街頭、擔任立委為弱勢族群爭人權，從政制定法律。60 歲那年，陳永興受洗為基督徒，全新人生為主奉獻，他接下了天主教靈醫會羅東聖母醫院院長一職，推動「老人醫療大樓」的募

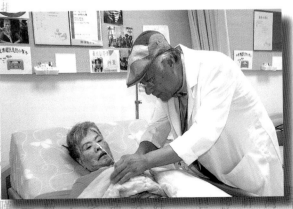

曾經營多家醫院的陳永
嘆。

款興建工程，他始終如一，默默為臺灣的醫療、弱勢付出，獲頒今年的醫療奉獻獎。

百達山地服務團，後排理平頭、戴眼鏡者即是少年陳永興。

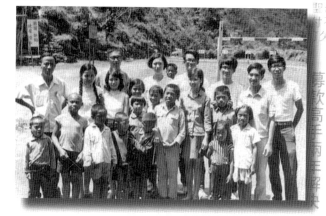

因史懷哲
頓悟服務精神

陳永興高中就讀臺南一中，遇到了影響甚多的西班牙籍神父袁國柱，每逢寒暑假，神父帶他們到屏東山地門原住民部落去服務，從這位天主教神父身上，他發現人世間真的有人可以只為別人而活，而不為自己，他當時非常感動，「要為人服務不是不可能，確實是有人做到了！」

因為這樣的歷程，在選擇大學志願時，他一心想讀法律，也想當文學家，要替社會伸張正義，但是他的父母積極鼓勵他學醫，最後如父母所願，考上高雄醫學院。

大學期間
就到部落服務

「一直到讀了史懷哲傳記，我瞭解到醫師也可以做很多服務的工作。」陳永興說。他原本覺得醫學院的課程很無趣，但史懷哲的經歷讓他頓悟，眼科醫師陳五福服務盲胞的精神，也讓他相當佩服，大學一年級，他就認養了3個孤兒，還參加高雄生命線志工服務，為小兒麻痺症兒童做復健，組成「百達山地服務團」長達10年之久，到屏東霧臺鄉山地部落從事醫療服務，開創大學生參與社會服務的風氣，1984年曾獲「臺美基金會社會服務獎」。他還寫作、投稿到學校刊物及報

紙媒體，與黃春明等媒體人，還有民主運動人士結為好友。

到處演講
關懷精神病人

曾在生命線當過志工的他，知道人不只肉體會生病，精神也會生病，加上當時的社會，願意當精神科醫師的並不多，於是他選擇到精神科從醫，「不一定要選熱門科別，也許更能照顧有需要的病人」，陳永興內心默默的立定志向。

臺北市立螢橋國小被潑硫酸事件，還有龍發堂事件，媒體報導相當大篇幅，當時陳永興和臺北市立療養院的醫師，探討臺灣究竟有多少精神病患沒有受到良好的照顧，媒體這樣的報導並不公平，於是陳永興曾跟著當時的臺北市立療養院長葉英堃，做了一次全國精神醫療設備和人力調查。陳永興到處演講，到處發送「誰來關心精神病人」的傳單，後來還出版《飛入杜鵑窩》一書，呼籲立法院制定精神衛生法，鼓勵醫學生從事精神科。

社工角度
從事精神醫療

陳永興也以「社工」的角度，從事精神科醫療，他到日本參訪時，發現日本的精神科病友家屬，成立了支持團體「全家聯」，彼此互助，他返臺之後也鼓勵病友家屬，成立了臺灣第一個病友家屬支持團體「臺北市康復之友協會」。直到現在，雖然臺灣的精神醫療有了很大的進步，但依舊還是有改善空間，比如各界對病友依舊存在著害怕、排斥，因為

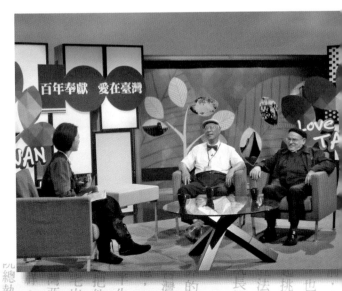

百年奉獻　愛在臺灣

不瞭解，也有偏見，尤其是精神病患求職困難，參與社會活動機會及來源少，都是需要改進的。

民主運動
早年常見身影

早期，他一直默默的參與臺灣的民主運動，包括美麗島事件等過程，他說，自己一開始純粹是以社會服務角度切入，去做文化運動和人權運動，直到花蓮參選立法委員之前，從沒有要去選舉或從政，一心只想做醫師，關心社會和照顧弱勢，從柏克萊大學修讀碩士返臺後，他開始關心人權，平反228事件。

「每個人都可以為人權關懷盡一份心」，陳永興到美國柏克萊大學攻讀碩士時，受到美國開放的社會影響，深覺要站出來為弱勢者發聲，他發現美國人勇於站出來關懷環境、動物、種族等，甚至是其他國家的問題，不僅只政治人士，家庭主婦、學生都可以。

於是他在返臺後擔任臺灣人權促進會會長，擴展關懷社會人權的角度，他到監獄探視政治犯，關懷婦女人權，上街救援雛妓，為勞工發聲，參與原住民還我土地運動等等。

擔任立委期間，他推動特殊教育法、職能治療師法，獲得全國公益團體評為傑出立委，並獲頒高醫傑出校友獎與賴和醫療服務獎。在 1998 年時，他完成臺灣第 1 本描寫臺灣醫療環境發展變遷的專書《臺灣醫療發展史》，擔任高雄市衛生局長期間，籌建臺灣第 1 座醫療史博物館，推動醫療相關人才流動，大膽提出護士、藥劑師、醫檢師及公衛人員也可以擔任衛生所長，整併市立醫院，並擔任 SARS 南區總指揮，帶領南臺灣走出 SARS 風暴。

老人醫療　組織照護網路

60 歲那年，他受洗成為基督徒，原本他想「可以退休了吧？」但天主教靈醫會羅東聖母

107

醫院的義大利神父們，突然找到他，邀請他擔任院長。他想起曾經參訪羅東聖母醫院時看過的一張照片，義大利神父們在臺終寢的墓園，他深受感動，「神父們都願意飛半個地球，盡一生為臺灣服務，我有什麼不可以！」

2009 年，他從高雄到羅東，成為羅東聖母醫院第 1 個非天主教教友的院長，2 年過去了，他不僅改善醫院財務，轉虧為盈，並擴大醫院服務規模，因為自身就醫的經驗，加上他曾在醫院看到 1 部電梯只能搭載 1 部坐著輪椅的老人家，等電梯變成是件很困難的事，他決定推動「老人醫療大樓」。

「我們總有一天會變老！」陳永興說，臺灣人口急遽老化，老人醫療將是臺灣醫療服務的重點，第一步就要籌建「老人醫療大樓」，終極目標是建立老人醫療的社區主義，組織綿密照護網絡。

推動親老　社會熱情捐輸

他推動的「親老」醫療訴求，很快引起臺灣各界的回響和討論，他奔走全臺，導演吳念真義務拍攝廣告，歌手范瑋琪、李宗盛都跟著投入募款工作，感動了千千萬萬人，在一片景氣低迷中，也帶動了社會熱情捐輸，籌募了 2/3 的經費約 4 億元，預計 2 年後可以完工。他在臺灣關心老人醫療的同時，去年也帶領羅東聖母醫院首度舉辦海外醫療團，到菲律賓山

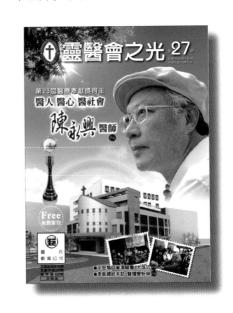

108

區義診，對資源缺乏的羅東聖母醫院來說，這是頭一次，也是陳永興院長的堅持和感召，才完成這項任務。今年更到菲律賓山區進行外科手術。

頭髮花白　還想募款辦報

但是，他的腳步還沒有停止，陳永興還想辦報，一個可以公正呈現輿論，為弱勢發聲的《民報》，頭髮早已花白的他，依舊馬不停蹄到處奔走，要募款3億元辦報，很多人說他傻，但他依舊堅定著這份信念。

他不只醫人，也醫心，更醫這個社會和國家。

記者陳文蔚／專訪 2015/03/14 09:32

讓善心分享全臺灣！
聖母院長大器談醫療之愛

陳永興：所有醫療收入不是為了擴張，是為了給老人更好的照顧。

【編按】2015 年的 2 月底，發生了一樁「慈濟事件」，社會出現批評慈濟聲浪，指他們意圖逼壓官方，讓內湖一塊自然保護區土地變更地目，消息一出，社會上群起批評慈濟「財大勢粗」，霎時間，慈濟竟然就像是臺灣公敵一樣！？而無可避免的，討論「慈濟事件」，便一定要有一個「對照組」出現。羅東聖母醫院過去對臺灣社會的付出，譬如不收窮人的醫藥費，每隔一段時間就會燒毀借條……，這些動人事蹟，突然間在社會上引起熱烈回響，甚至成為討論慈濟事件的對照組，此時，一波波臺灣社會善的力量源源湧進，讓羅東聖母醫院的捐款出現了大幅度成長。

該院院長陳永興醫師感動之餘，更展現大器，不僅肯定慈濟和證嚴法師過去對臺灣社會的貢獻，雖然其間羅東聖母醫院也曾無端遭部分法師有所批評，但陳永興絕口不出惡言，甚至還呼籲社會大眾，除了關心羅東聖母醫院之外，也希望將資源「善布」到全臺各處需要幫助的角落。至於羅東聖母醫院此時該做的，便是找出醫院的「最適規模」，而不是一味追求極大化，否則，並無助於提升老人照顧的廣度。

近期因慈濟內湖開發案討論過程中，一則「為窮人燒借據」的訊息，再次讓羅東聖母醫院受到關注。羅東聖母醫院院長陳永興接受《民報》專訪時表示，這次慈濟的事件除了讓外界省思宗教、慈善團體應一視同仁讓「財務公開透明」外，也讓社會更關心臺灣還有哪裡需要幫助，對臺灣而言實屬正面。

陳永興更大方呼籲，羅東

感動　就　不遠
陳永興院長的聖母情緣

母醫院的寄託，甚至希望拉手一起繼續推進連的醫院。

就是上帝的安排」他感嘆。

曾經營多家醫院的陳永

聖母醫院現在更缺的是人力，至於籌設老人醫療大樓的資金已足夠，因此建議捐款可移轉至其他項目，或者多考慮其他更需要幫忙的團體。

身為天主教靈醫會羅東聖母醫院第一位非天主教徒的陳永興院長，談到投入醫院經營3年多來，正是靠著社會大眾力量的集結，不但使醫院轉虧為盈，甚至還能完成籌設老人醫療大樓的願望，對於近來慈濟內湖開發案意外引爆宗教團體募款與運用的話題，感受特別深刻。

接受社會善心的眾多團體，應該更體認到財務公開透明的重要性

陳永興院長認為，這次事件對臺灣而言是個很好的省思機會，陳永興肯定過去慈濟在社會救助上的努力，一個機構大到一個程度，任何的轉投資事業也都必須接受政府的規範，而這次事件更重要的是提醒大家，任何慈善機構、公益、宗教團體「財務公開」的重要性，應該一視同仁要求。

過去政府對於宗教團體的經營多半採寬容態度，經過這次事件，社會氛圍也有所改變，同意即便是宗教團體，任何的作為也應該在一個制度上按照正軌來做，這對臺灣來說都是很好的現象，尤其是社會可因此更關心還有哪些地方需要幫助，對於臺灣社福、宗教團體長期募款不平均與集中化的問題應該會有所改善。

陳永興院長也以他為宜蘭聯合勸募基金會募款經驗為例，談到社福團體長期募款不平均的問題，他指出，國內有很多社福團體募款都很辛苦，即便是聯合勸募中心，在宜蘭一年募款也差不多3、4百萬而已，一個社福團體頂多獲得40、50萬的幫忙。

111

羅東聖母醫院該做的是找出最適規模，而非一昧求大

由於近期慈濟事件導致羅東聖母醫院又受到高度關注，陳永興坦言，近期的確又有不少捐款湧入，對一直需要靠募款維持營運的羅東聖母醫院而言，雖是好事一件，卻也是惶恐所在。陳永興院長透露，羅東聖母醫院最大一筆資金需求，就是興建老人醫療大樓，總經費預估 7 億元已經募足，即便不少社會善心人士希望能夠濟貧扶弱，但有了全民健保後，勞工、窮人已經較少為了醫療費用而煩惱，反倒是醫療照顧、老人照顧都應該在地化，而羅東聖母醫院此時該做的，便是找出醫院的「最適規模」，而不是一味追求極大化，否則，將無助於提升老人照顧的廣度。

募錢容易，但募人卻非常困難

另一方面，陳永興院長坦言，「募錢容易，但募人卻非常困難」，在老人醫療大樓即將落成之際，現在最擔心的就是軟體，也就是人力的問題，無論是護理師、醫師，甚至看護人力，都是即將面臨的問題，如果沒有這些專業人力的投入，老人醫療也無法達到一定的水準和目標。

因此，在羅東聖母醫院為窮人燒借據的傳統再引發一波捐款潮之下，陳永興院長站在一個更宏觀的角度提出呼籲，有鑑於老人醫療大樓募款已經足夠，社會大眾若希望發揮愛心，可以將資源移轉到軟體的建設部分，譬如醫療器材，甚至於醫護人力的提供；或者，臺灣像是天主教虎尾若瑟醫院、恆春基督教醫院、花蓮門諾醫院、埔里基督教醫院、臺東馬偕醫院、彰化、嘉義等都有教會醫院，都正默默從事在地醫療，服務臺灣的老人，也需要社會大眾的幫助，社會各界也可以考慮將資源輸送給這些需要幫忙的在地醫療院所，發揮臺灣人有如螞蟻雄兵般的在地善的力量。

（本文取材自：民報）

秉持宗教型醫院
的宗旨，聖母……
今仍寬限付不出
醫藥費的病患打欠條

募款高手而正氣凜然

醫人 醫心 醫社會

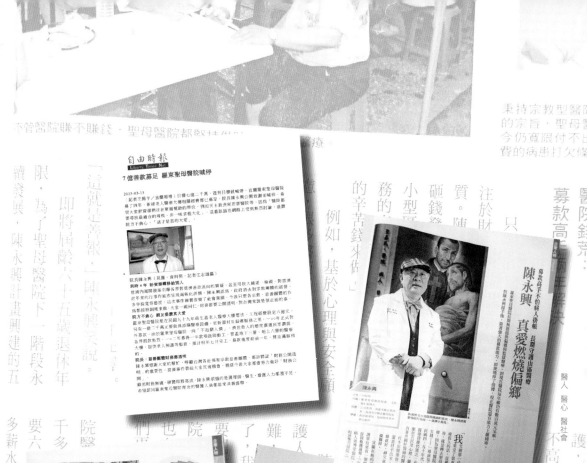

自由時報
Liberty Times Net

7億籌款募足 羅東聖母醫院喊停

2015-03-15

〔記者王揚宇／宜蘭報導〕

▲院長陳永興（見圖，資料照片，記者江志雄攝）

募款高手不怕病人掛帳 長期守護山區醫療

陳永興 真愛燃燒偏鄉

陳永興

文／陳鈺婷

「我……」

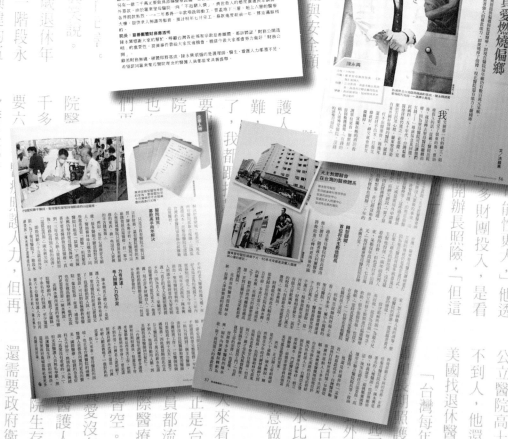

作者：洪綾襄（取材自《財訊雙週刊》第 472 期，2015/03/1。）

真愛燃燒偏鄉
長期守護山區醫療

羅東聖母醫院院長陳永興 募款高手不怕病人掛帳

羅東聖母醫院長期無償提供偏鄉與監獄醫療，到現在醫院每年雖仍有數百萬元呆帳，但陳永興接手後，靠著強大的募款能力，即使燒掉了借據，現在醫院還有能力上繳國庫。

「我父親那一代的礦工，如果受了很重的傷、要治療很久的話，從礦工醫院出院後，就是轉去羅東聖母醫院繼續治療，因為羅東聖母醫院可以讓他們欠錢……」導演吳念真回憶，民國 40、50 年代，臺灣偏鄉醫療資源仍匱乏，在基隆、宜蘭貧苦民眾心裡，羅東聖母是有著外國好醫師的醫院，就算付不出醫藥費，過幾年還是付不出來，打張欠條就好，神父就會把欠條撕掉。

宜蘭在地的消防救護單位更有一個默契，接到救護通報，「有錢的病人送博愛醫院，沒錢的送羅東聖母醫院」。

吳念真說，天主教靈醫會神父總是撿沒人要做的事做，從肺癆、啟智照護、山地巡迴醫療、監獄醫療等；這些過去健保沒給付，又或是需另外申請專案補助，而神父總說：「算了算了！」因此財務總是虧損連連。

很難想像，在已經富裕多年、全民健保也開辦 20 年的臺灣，羅東聖母醫院讓病患打欠條

的傳統仍是現在進行式。因為羅東聖母醫院有很多病患是以打零工維生的原住民，沒有雇主幫他投保。「2年前受刑人看病得自費，但也常付不出錢來，呆帳每年高達6、7百萬元。」現任羅東聖母醫院院長陳永興苦笑。

轉型關鍵：
首位非天主教徒院長

過去羅東聖母醫院的院長都是由修士擔任，隨著義大利靈醫會將救助重心轉往更落後的國家，加上神職人員的凋零，羅東聖母醫院的財源一度面臨青黃不接的窘境。

信守耶穌所說「為最小兄弟而作，就是為我作」的理念，神父和修士默默進行偏鄉醫療救助，很少張揚善舉，也從不作帳。「當時真覺得這家醫院實在太笨了。」一位曾在其他醫院任職的員工笑說。

但現在從醫院財報上來看，超過600床、屬中小規模

的羅東聖母醫院，1年醫療業務量達到18億元，醫務盈餘來到6,700萬元，稅前盈餘1億1,000萬元，稅後盈餘來到9,200萬元，財務相當健全，甚至有能力貢獻國庫1,950萬元的稅賦。「有結餘本來就要老實繳稅。」陳永興說。

財務能有如此大幅改善，都要歸功於現任院長陳永興。5年前，本來打算60歲退休的陳永興，在神父的誠懇請託之下，毅然決然地離開故鄉高

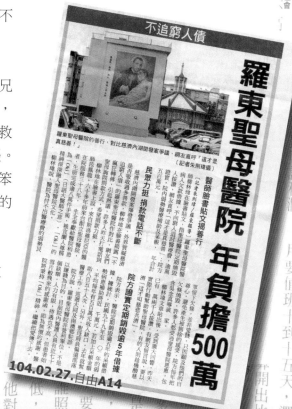

104.02.27.自由A14

雄，來到宜蘭接手這家虧損連連的醫院。

在政界與醫界提起陳永興，最讓人津津樂道的就是他熱情卻剛正不阿的性格。在擔任羅東聖母醫院院長前，陳永興是著名的人權醫師，也曾與鄭南榕、林義雄等一起挑戰黨國禁忌，後來也擔任立法委員、高雄市立聯合醫院院長等，政商人脈豐沛。

他還是社運界的「孟嘗君」和募款高手。臺灣醫界聯盟執行長林世嘉回憶，早期從事黨外運動人士多半生活困頓，陳永興都慷慨地把他位於臺北市敦化南路的自宅出借給國內外社運人士，臺灣亞太發展基金會董事長康寧祥、前立委林濁水、門諾醫院總執行長黃勝雄、前僑委會委員長張富美等，都是他家的常客。

然而，正式與上帝結緣卻是在60歲後，陳永興說，雖然他在少年時代便曾隨神父到山區服務，也因協助林宅血案而與長老

教會交往甚深，但直到60歲才受洗為基督教徒，結果隔年神父就找上門。「也許就是上帝的安排。」他感嘆。

曾經營多家醫院的陳永興，在2年內便讓醫院轉虧為盈，除了展現強大的募款能力解決財務窘境，他表示，現在所有醫院都聯合採購，以降低進價成本，而羅東聖母醫院也透過臺灣教會醫院協會聯合採購藥品與醫材。

醫院錢荒：
募款高手2年解決

只是宗教型醫院不能只關注於財務，還有醫院經營的本質。陳永興分析，大醫院可以砸錢發展高端醫療，但一家中小型區域醫院只能發展重視服務的東西，撿一些沒有人要做的辛苦錢來做。」

例如，基於心理與安全顧慮，很多醫師不願意面對受刑人，醫師柳林瑋自嘲笑說，同學都希望當「御醫」，但到羅東聖

母醫院只能當「獄醫」,然而陳永興仍堅持羅東聖母醫院的傳統,咬著牙要求醫師做監獄醫療。直到 2013 年受刑人納入健保給付後,財務也得到大幅的改善。「這就是善報。」陳永興笑說。

即將屆齡 65 歲退休年限,為了羅東聖母醫院下一階段的永續發展,陳永興計畫興建 5 千坪的老人醫療大樓,在好友吳念真的奧援下,3 年內便募到 6 億元,預計今年大樓落成、明年正式啟用。陳永興指出,羅東聖母醫院要做的,是老人照護中最難經營的失智症照護。「真正的老人長期照護利潤不高,因為老人家、家屬付不出醫藥費的可能性更大。」他透露,現在許多財團投入,是看準政府即將開辦長照險,「但這不是我要做的」。

力有未逮:
老人照護人力仍不足

陳永興真正擔心的,是照護人力不足。「募錢容易募人難,

羅東聖母醫院的財源已經穩定了,我都跟捐款人說,如果還要捐款,可以捐給偏鄉教會醫院,像是恆基、東基、埔基等也有在做高齡照護,他們比我們更需要資源。」陳永興說。

在陳永興所規劃的羅東聖母醫院醫療網內,覆蓋了宜蘭縣 1 千多名老人的照護,至少還需要 60 位醫療照護人力,但再多薪水都請不到人。陳永興分析,羅東聖母醫院共有 80 幾名醫師,卻必須開設將近 30 幾科才能提供病患完整服務,平均 1 科只有 2 至 3 位主治醫師,由於沒有住院醫師和實習醫師分攤值班工作,一位醫師每個月要值班 10 至 15 天,還要下鄉服務,因此就算開出比臺北公立醫院高 10 萬元的薪水也請不到人,他還得動用人脈,到美國找退休醫師回臺幫忙。

「臺灣每年訓練那麼多護理師和長期照護員,但還是不肯來偏鄉做這些辛苦工作,把

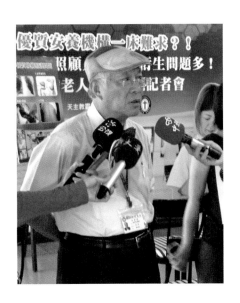

照護工作推到外勞身上，要是請不到外勞，臺灣老人誰照顧？

「照護員的薪水比護士還低，臺灣年輕人願意做嗎？」他對此相當憂心。

　　放大來看，羅東聖母醫院的困境，也正是臺灣醫院的兩難。醫護人員都流向獲利更高的醫美、國際醫療，賠錢的急重症科五大皆空。熱情的陳永興總說，「真愛沒有看破的一天」，但光靠醫護人員無私奉獻，無法讓醫院生存，該如何解決，還需要政府衛福部與社會更多的關注與討論。

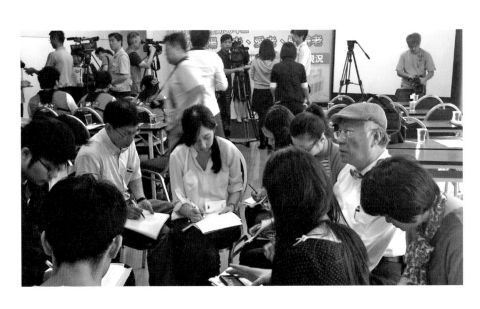

伍.

給聖母同仁
的
一封信

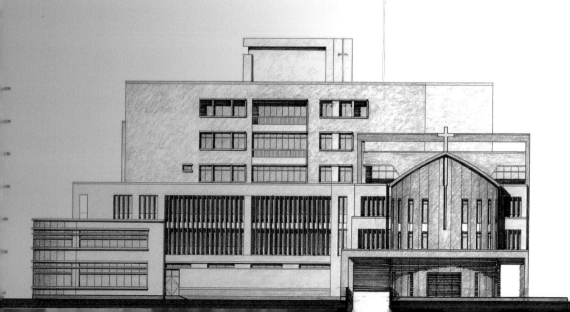

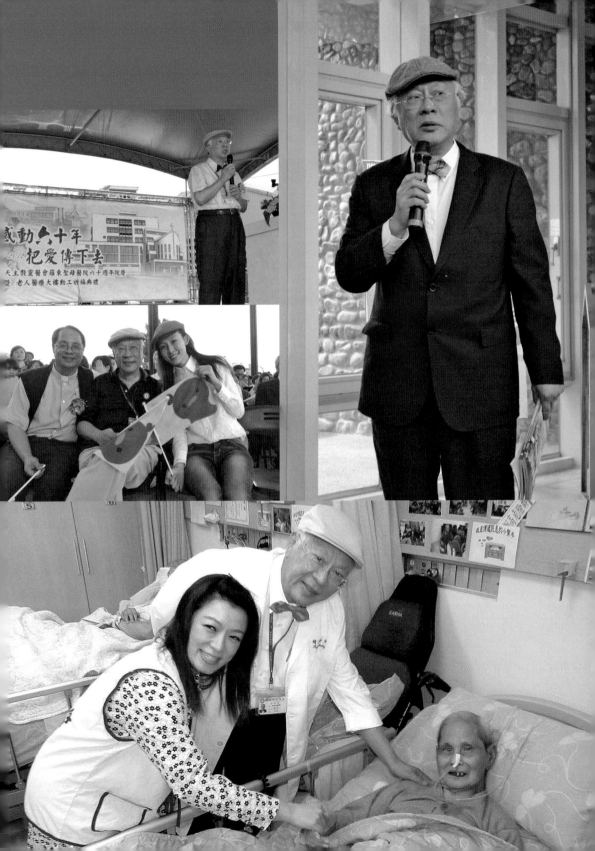

感動六十年
2012 把愛傳下去

天主教靈醫會羅東聖母醫院六十週年院慶
暨 老人醫療大樓動工祈福典禮

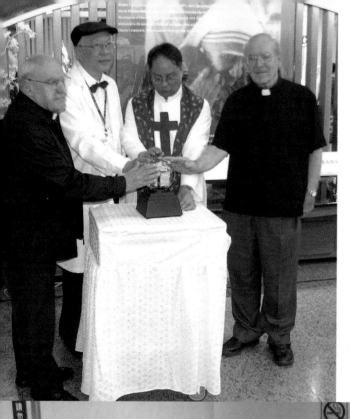

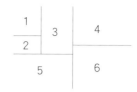

1. 聖母醫院 60 周年慶致詞。
2. 左起：高神父、陳院長與知名偶像歌手范范。
3. 陳院長攝於陳定南基金會。
4. 聖誕點燈。
5. 與知名歌手趙詠華探視護理之家的長輩。
6. 陳院長、宜蘭縣林聰賢縣長與原住民小朋友。

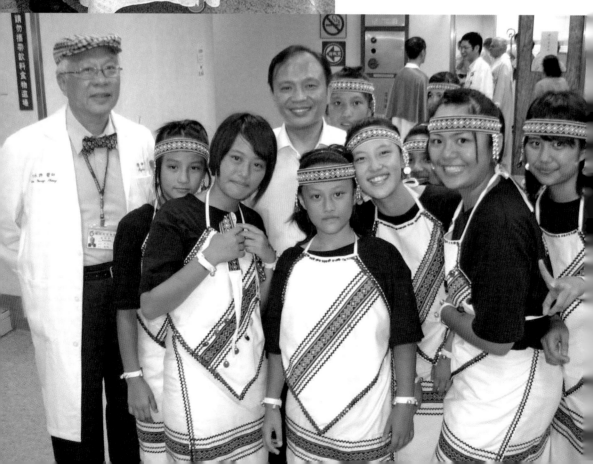

有感動，就不遠
陳永興院長就職演說

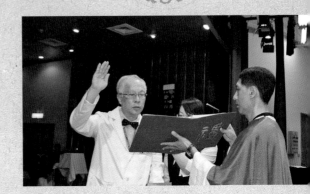

　　我首先要感謝天主教靈醫會，特別是聖嘉民，將近 500 年前創立了靈醫會，還有許多靈醫會的神父、修士、修女們，還有今天的羅東聖母醫院。

　　我要感謝羅東聖母醫院過去所有的工作同仁們，他們按照靈醫會的宗旨，以病人為基督，在蘭陽地區做了 57 年的貢獻，我要跟他們學習。

　　我要感謝所有蘭陽地區的父老民眾、病人及家屬，讓我們有機會學習耶穌基督來服事所有弱小兄弟、偏遠的民眾及原住民病患。

　　還要感謝今天所有的貴賓，有些是來送呂鴻基院長，有些則是來送我，因為有很多朋友遠從高雄及臺北送我到羅東聖母醫院。

　　我自醫學系畢業到現在，經常變換行程，有需要我服務的時候，我就改變行程，羅東這一站是我從來都沒有想到的一站，我的妻子說：「你又要換工作啦，從高雄跑到羅東這麼遠的地方，在臺灣的最前線。」我回答說：「我被靈醫會感動了，

有感動就不遠，神父、修士、修女們從義大利來到臺灣都不覺得遠，是比去天國還要近的地方。從高雄到羅東，有愛，就不遠。」。

我特別要感謝我母親、妻子、女兒，在我一生中最重要的3個女人的支持，以前我在臺北工作，每個禮拜回去高雄一次，現在我徵得她們的同意，每個月只回去一次，其餘時間我必須為羅東聖母醫院同仁、病患及家屬奉獻服務。我對著太太說：「我這次到羅東聖母醫院去工作，大概就不會再換工作了。」她說：「真的嗎？」我說：「真的！」義大利的神父來羅東工作，一來就40年及50年都沒有回去，甚至很多都埋在這裡……（院長拭淚），所以從今天起，我就是羅東人。（臺語發音）

我是教授醫學史的，臺灣醫學史最重要的醫師是蔣渭水，他是宜蘭人，宜蘭有很多重要的人物，除了蔣渭水、郭雨新、林義雄、陳定南、陳五福及黃春明、藍蔭鼎，全臺灣最好的舞蹈家、藝術家、作家及政治家都在宜蘭。我教臺灣醫學史時，教學生如何效法這些前輩。而我今天來這裡，就是要自己去實踐這些前輩的精神。所以我來這裡是要奉獻，不一定要擔任院長。我當院長不是為了享有權力，而是為了學習這些外國來的神職人員，他們從世界各國、義大利，天主教、基督教所有到臺灣犧牲奉獻的前輩。特別是范鳳龍大醫師，一年365天在醫院都沒有休假，開了8萬多臺手術，他出殯的時候，羅東有5

千人來送他。就
像蔣渭水當年出
殯的時候，全臺
灣也有5千人來
送他。

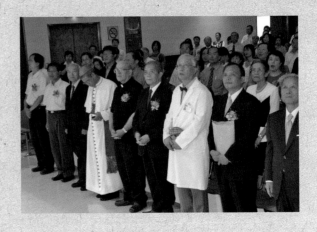

今天，我的
就職典禮有這麼
多人在這裡，比我的結婚典禮還盛大。我這輩子有兩次是由神
父來幫我主持典禮，一次是在百達山地服務團時期，袁國柱神
父為我主持婚禮，今天則是由洪總主教來幫我主持就職典禮。
我希望當我告別時，也有5千人來這裡送我。我將把我所有
從醫學上所學的、在宗教上受到的感動，以及被臺灣歷史的呼
召，全部在這個地方做奉獻。

我知道我要面臨很多困難，醫療生態環境的衝擊，這是個
57年歷史的醫院，我們有很多要革新、要進步，我要跟我的
同仁一齊努力，我需要智慧、力量及勇氣，但是我想天主會賜
福給我們羅東聖母醫院所有的工作同仁，也會繼續祝福蘭陽地
區所有民眾的健康，我在這裡祈禱，天主賜福給每一位今天來
參加這個見證的貴賓及同仁，謝謝大家。

最後，祝福大家健康、快樂！盼望羅東聖母醫院更進步！

關心您的院長 陳永興 敬上
2009/10/1

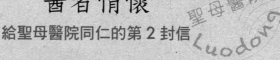

醫者情懷
給聖母醫院同仁的第 2 封信

各位敬愛的聖母醫院同仁：

　　大家平安，現在是半夜 4 點，我在醫院的宿舍睡不著覺，又不好意思去各病房探視您們，只好寫信和大家說幾句內心的話。

　　9 月是我準備來聖母醫院和您們一齊工作的見習時間，雖然明天才要就職，但我已在醫院宿舍過了好幾個輾轉難眠的夜晚。很奇怪，每次一躺下來，腦海中盡是聖母醫院的種種困難和挑戰，如何尋找優秀的醫師來院服務？如何節省醫院的人事成本？如何降低健保的核減率和藥費支出？如何提高同仁之間的團隊精神？如何鼓舞基層員工的士氣？如何改善餐廳的營運？如何規劃院區的環境？如何解決停車問題？如何增加自費收入的服務？如何提升山巡和社區醫療？如何拓展健檢業務？如何爭取更多政府的預算？如何為醫院募款？如何支援靈醫會其他社服工作？如何支援澎湖的惠民醫院？如何真正使聖母醫院成為落實聖嘉民精神的全人關懷醫院？我真的壓力很大，而且心情沉重。做為精神科醫師，從來不曾失眠的我，竟然在聖母醫院就職前 1 個月嚴重的失眠，我只有在半夜起床，跪求天主憐憫，給我足夠的智慧和勇氣來承擔背負這重擔，我懇求天主，一切都依神的旨意，只有神能帶領聖母醫院走出困境，迎向未來！

　　各位同仁或許很難想像這個月來我花費了多少心力，在瞭解聖母醫院的種種問題，除了評鑑時聽到、看到的一切，還有參與院內各種不同會議時發現的，還有同仁口中描述的，從病人和家屬身上聽到的，拜訪地方民代和行政首長時聽到的，臺灣各地朋友所回應的，拜訪各醫學中心時院長感受到的，我逐漸摸索拼湊出聖母醫院的面貌。當然我知道這些還不完全，我必須從明天開始融入這個和您們一齊工作和生活的大家庭，我衷心盼望明天開始，您們不再把我當作不速之客，我是您們之中的一份子，我要和您們共同效力，成為天主的器皿，為天主工作，為弱小的兄弟服事，我祈禱聖母醫　院的事工能見證天主的榮光。

　　我今天出版了一本新書《醫者情懷》，要做為就職時給各位來賓和同仁的見面禮，我將獻上醫者的人文社會關懷與大家同行！祝福您有甜蜜的睡眠，大夜班同仁辛苦了，感謝您們。

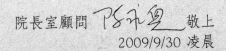

院長室顧問　陳永興　敬上
2009/9/30 凌晨

126

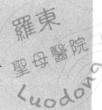

把病人當作耶穌基督來侍奉

給聖母醫院同仁的第 3 封信

敬愛的聖母醫院同仁：

　　大家平安，今天是我就職 1 週的日子，首先我要感謝許多同仁和貴賓在 10 月 1 日參加我和呂前院長的交接典禮，在當天有許多令人感動的祝福和勉勵，讓我更加覺得責任重大，不敢辜負大家的期望，我祈禱天主能引導我和各位同仁，協力為聖母醫院的病患提供最好的服務。

　　這幾天，我在醫院中的每個角落走動，也參加許多院內的會議，更沒想到會迎接了蘭陽地區多年來罕見的大雨和淹水，幸好我們醫院沒有受到重大的災害，我很感謝同仁們堅守崗位，即使淹水也沒影響正常醫療作業的進行，當然我希望總務單位趕緊把會積水和滲水的地方做徹底改善，以免將來每逢大雨又要受苦，我也希望同仁們給清潔人員的辛苦說聲「多謝」。

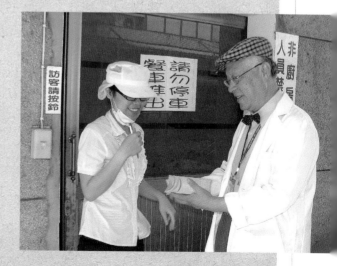

　　每天我還是很早就醒來，偶爾會去急診室和護理站看看大家在忙碌的工作，晚上我也會看看夜診的情形，還有巡視一下病

給聖母同仁的一封信

127

房，有時會幫忙關掉不必開的燈，大家也許很難想像醫院每個月的電費將近3百萬，水費也比去年增加很多支出，我希望總務跟工程單位提出有效的節能省電措施，也拜託全院同仁隨手養成關冷氣、關燈的習慣，如果每月能省下30萬，每年就有3百萬的節省，可讓我們多做很多的服務。

醫院的硬體環境整體來說是不錯的，但環境的清潔和美化要靠大家來維持，我希望每個單位保持自己的環境整潔和衛生，醫院應該是最乾淨的地方，也要避免感染和汙染，有時花點心思就能布置得人性化和溫馨，請各位主管用心營造溫暖舒適的環境，讓病患得到最親切的服務，所有同仁請不要忘了聖嘉民的十誡，不是掛在嘴上，是要實際行動，把病人當作耶穌基督來侍奉。

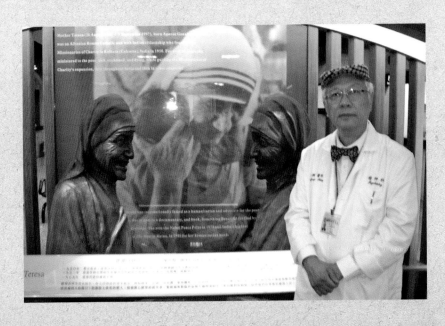

我已從高雄運來珍藏的藝術品——「德蕾莎」修女的銅雕，會擺在大廳給同仁和病患欣賞，並將大廳屏風移除，讓視野開闊，不要有壓迫感。院長室有美麗的畫作，歡迎同仁來參觀，院長室大門永遠為大家打開，隨時可來坐坐！

　　這幾天除了公文的批示，最重要的是擬定了明年度的目標和工作計畫，我已在管理中心和院長室及董事會的會議中取得共識，待院務會議討論通過，會立刻讓全院同仁知道，並請各單位主管據以編列明年度預算和工作計畫。我也參加了護理主管會議及主持了醫學教育委員會；我全程觀看了心導管室的實際臨床操作，也請專家來和我們工程室檢討開刀房的重建計畫；我觀摩了急診室的化災演習，也經常在夜間探視急診病人；我主持募款委員會，擬訂了明年度的募款計畫；我在健檢中心會見過一些議員和鄉民代表，也接待了幾批外縣市來訪的朋友；我認識了不少病患家屬，並傾聽他們的抱怨和申訴，我也收到一些不具名的投書，聽到一些不是正確的耳語，但最讓我緊張的是必須在早禱時分享信仰心路歷程。

　　總之，我是賣命的在工作，為了聖母醫院，為了天主，我知道必須忍受身、心、靈的煎熬，但願我的體力可以承受，我已經在醫院接受流感疫苗注射，請同仁也及早接受注射，我還去羅東國小運動，希望能早些恢復正常的睡眠。

　　下週起，我希望能到各單位和更多同仁面對面討論問題，聽聽大家的意見，有57年歷史的醫院當然累積了許多問題，

但我不怕解決問題，我需要的是同仁們坦誠無私，為了醫院的將來共同面對問題，尋求共識提出解決方案，一步一步的讓醫院進步、再進步，我有信心和大家一齊讓聖母醫院發光發熱！我想捐一些書給圖書館，相信大家一定有不少書可以捐出來，我也想捐一些畫，看醫院的什麼地方需要？我更要請同仁提供朋友或可能捐款給醫院的對象名單，我們的募款中心將寄通訊給這些朋友和對象，甚至必要時會去拜訪。我想，醫院的同仁將近 1,200 人，如果大家都動起來，努力宣傳聖母醫院的優點，介紹親友來讓我們醫院服務，我們的醫院很快就會有明顯的進步！

　　我累了，今天先寫到此，祝您睡得香甜，主與您同在。

關心您的院長 陳永興 敬上
2009/10/08 深夜

從 5S 到 7S，與同仁共勉
給聖母醫院同仁的第 5 封信

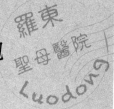

敬愛的聖母醫院同仁：

　　大家好，又下雨了，但願不要再淹水，天主保佑醫院和同仁平安！

　　我這週看到社工室的簽呈，讓我知道了好幾個醫療糾紛的案件正在調解，還有幾件已經在法院訴訟，醫院除了律師費、和解慰問金的支出之外，更得動員醫療副院長、社工室主任、公關部主任及醫療科主任不少人力，來協助有案件的醫師，與當事人或家屬交涉。有時院長還得面對民意代表、媒體的介入壓力，讓我覺得有必要提醒所有同仁注意我們的服務態度和敬業精神，是否我們可以做到所謂的 7 S，那就是：

> Smile：面對病人要微笑。
> Sincere：服務病人要真誠。
> Skillful：醫療技術要熟練。
> Smart：醫療動作要迅速。
> Safe：病人安全要注意。
> Satisfy：病人需求要滿意。
> Spiritual：重視身、心、靈照顧。

　　這是我在高雄市立聯合醫院當院長時，提出來與全院同仁共勉的，而且 7S 就掛在醫院中許多顯眼的角落，讓病人、家屬與醫院同仁互相勉勵，共同努力達到良好的醫病關係，我

相信能做到 7S，醫療糾紛應會大量減少。我們在全院月例會時，頒獎給院內 5S 競賽優良的單位，我希望大家也把 7S 放在腦海中，隨時提醒自己，比起聖嘉民的「十誡」，至少先做到7S，才不辜負教會醫院的奉獻服務精神，不是嗎？

開源節流是任何人當院長都必須努力的目標，而且也必須所有同仁共同努力才能做到的。我發現醫院過去買了不少昂貴的醫療儀器，有些儀器買了之後使用率很低，也許是主張要買的醫師走了，沒有其他醫師要用；也許是當初太高估使用率，結果不如預期；也許是科與科之間協調不足，醫師本位主義太強，很難與別科或別的醫師合作；結果造成醫院很大的虧損，永遠不能回收成本，還得每個月補貼折舊費用；然而造成損失的醫師偶爾使用一次儀器，還能領高比例的獎勵金（P.P.F），真是讓我哭笑不得。我希望大家有危機意識，醫院已經連續 3 年虧損，我們有許多同仁這麼多年來都沒有調薪，醫護人員的宿舍要蓋、停車場要地下化，繼續要招聘好的醫師來服務……都需要大筆的經費。如果醫院的財務不能轉虧為盈，所有的問題不但不能解決，情況更惡化下去，醫院只能減薪或裁員。我相信大家都不喜歡讓醫院再虧損下去，這就是為什麼院長一直呼籲大家要共同努力，降低健保核減率、降低人事成本、降低藥費成本及降低採購成本的原因，也是為什麼院長一直睡不著──為醫院擔憂，希望早日讓醫院財務能平衡。我希望各單位編列明年預算時，能注意減少不必要開支和慎思貴重儀器的採購，拜託大家。

我不要再談太多醫院讓人擔憂的問題，當然院長要承擔壓力。我想請大家來發揮創造力，為醫院設計聖誕卡。聖誕節快到了，我想同仁都需要寄卡片給朋友，醫院也要寄卡片給過去捐款給我們的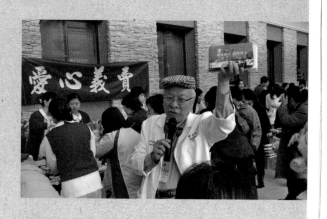人表達感謝，我們徵求全院同仁來設計聖母醫院的聖誕卡，印好之後可以義賣。我請林主祕公告徵求辦法，給入選的同仁獎勵，希望有創意的同仁踴躍提出您的作品。

夜深了，雨滴答滴答的下，但願聖母的慈愛陪伴著大家入睡。晚安！

關心您的院長 陳永興 敬上
2009/10/23 凌晨

分享與奉獻

給聖母醫院同仁的第 9 封信

敬愛的同仁：

　　大家平安，很高興又要寫信和您分享心得，這週一、二、三，我和陳副院長、林副院長及社區醫學部江主任，共同開車前往南投，參加了臺、日、韓教會醫院的高階主管會議，大會主題是「教會醫院的社會責任」，特別是針對「高齡化社區服務」的教會醫院角色，還有「海外醫療傳道」的案例報告。我深刻感受到許多教會醫院的積極努力奉獻，確實有值得我們學習的地方，在此先和大家分享幾點心得：

　　首先是承辦的地主埔里基督教醫院的表現令人激賞，雖然埔基醫院規模不大，工作同仁卻熱心服務，不只在接待來賓、安排場地、主持節目、發表論文壁報、提供晚會節目，各方面都呈現出活力創意，幾乎可說發揮了最佳團隊精神。我特別感動的是埔基醫院歷經 921 大地震的災難重建，趙院長和埔基醫院同仁表現出浴火重生的積極進取，許多年輕醫師的英文非常流利，而且從事國際醫療傳道，目前在埔基醫院就有 10 位來自非洲的布吉納‧法索的醫療工作者，接受醫院管理的訓練，以埔基醫院的人力和資源，能提供這麼好的服務，如果不是充滿奉獻的精神，是做不到的。

　　這次埔基醫院所展示的壁報，我立即請趙院長讓我帶回一套，將在本院教研部的牆壁展示出來（M 棟 2 樓行政走廊），

請各位同仁有空時觀摩一下，也學習效法埔基人的越挫越勇、為主奉獻的精神。

其次是嘉義基督教醫院和屏東基督教醫院的海外醫療傳道報告，都讓我十分感動，看這些教會醫院派遣醫護人員到東南亞、泰北、非洲做了許多工作，和當地的民眾、病患生活在一起，不只醫治窮苦病人的肉體，也在心靈、生活、宗教各方面與最窮苦的民眾共同奮鬥成長。從這些分享當中，讓我反省我們聖母醫院的同仁是否太幸福了？忘記了這世界上還有許多醫療資源欠缺、生活困苦的病患，在最需要我們奉獻的第三世界國家裡，我們做了什麼？臺灣早期在貧困的年代，靈醫會來到羅東創立了聖母醫院，可是現在的臺灣已是富裕的社會，我們的同仁有了物質生活的滿足，是否該想到那些需要幫助、需要我們分享資源和天主的愛的地方？

我回來後，立刻請高神父和黃神父提供靈醫會在世界各地所做的醫療工作資訊，是否在菲律賓、印度，或非洲、拉丁美洲，有什麼需要臺灣幫忙的地方，我們應該鼓勵工作同仁多關心參與海外醫療傳道工作，這是教會醫院的使命，我懇請大家為所有願意從事海外醫療傳道奉獻的同仁祈禱！

從日本、韓國的教會醫院，我們看得出來老人醫療服務是共同的關照主題，即使臺灣也是同樣邁入高齡化社會，我很希望在院內成立一個老人醫療的團隊，一方面規劃我們想新建的老人醫療大樓，一方面推動整合社區和醫院資源的老人醫

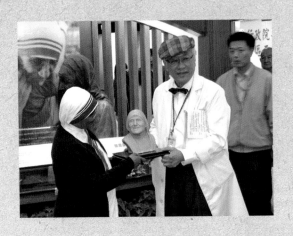

療服務，這方面也包含未來長期照護保險的實施，還有整個醫院未來發展慢性長期疾病照護系統的建立，不知院內同仁有此興趣和意願者可否主動參與？請自告奮勇讓院長知道，當然我會在明年度新主管任命時，同時成立這樣的工作小組，我想教會醫院在這方面一定要做得比別人好，也一定要承擔更大的社會責任，請大家共同關心老人醫療服務推展。

　　說到照顧老人和貧苦病人，我不得不提到舉世聞名的德蕾莎修女，這位諾貝爾和平獎得主一生都在照顧最貧苦的瀕死病人，她在加爾各答創立了收容路倒病人的服務機構，專門照顧無人關心的垂死老人或病人，給這些貧苦垂死病人最後的溫暖和尊嚴，陪著受苦的人走完人生最後旅程。她的愛感動了全世界，許多人投入這項工作的行列，到印度、加爾各答去向她學習，德蕾莎修女至死都過著最清苦、神貧、愛人、奉獻的生活。我收藏了世界第一流雕塑家 Cherina 所創作的「Terrisa」（德蕾莎）銅雕作品，這位雕塑家曾創作大阪博覽會和雪梨奧運會的主題雕塑，他所雕的「德蕾莎」是無價之寶。我決定把自己珍藏的世界名作奉獻給所有同仁，把這座銅雕捐出來，和所有同

仁、病患及家屬分享，讓我們每天經過醫院大廳時看到「德蕾莎」修女，效法學習她照顧貧苦病人的精神。

　　今天就寫到這裡，因為我的眼眶已經溼潤了，寫到「德蕾莎」，我就會掉下感動的眼淚，我不希望被大家看到院長流淚，但我希望大家多看「德蕾莎」一眼，我把自己所有的和大家分享，但願大家也會受感動！

　　天主祝福大家，祝您努力奉獻。

關心您的院長 陳永興 敬上
2009/11/20 8:00am

我生來貧窮，但錢有什麼益處？

給聖母醫院同仁的第 13 封信

各位敬愛的同仁：

　　凌晨 4 點半，我又在院內停車場散步沉思，夜間的聖母醫院點點燈火伴著暗夜的蘭陽天空，潮溼的地面迎接著東北季風及雨氣，看著聖嘉民懷抱病人和聖母慈祥的雕像，再進入大廳望著德蕾莎修女和范鳳龍醫師守護著病患，聖誕樹閃爍著小燈泡透露出耶穌基督誕生的訊息，我走進辦公室，為你們提筆寫信。

　　翻開范鳳龍醫師的小傳：P.61：「我不尋找錢財，也不要讚美，也不要別人來感激我。我生來貧窮，我要繼續生活在貧窮中。當然，即使在臺灣，若我要賺錢，我可以去別的醫院工作，但錢有什麼益處？我相信，我至今不缺上智天主的照顧。」P.63：「在醫院裡我只是個工人，我不能想著假期，我的生命獻給在這裡的病人。將來我只有一個願望，走那一大步到永恆去時，我的幸福是開刀病人治好了，能健康的回家去。」每次重讀范醫師的傳記，我的眼淚總是不禁掉下來。

　　這週，醫院有北醫的醫科學生兩百多名來醫院參訪，除了院區的介紹，還帶他們到聖嘉民啟智中心、長照中心、慕光盲人重建院。在院內史蹟館，院長簡報時一定會提到范鳳龍醫師，還有許多神父、修士及修女們的奉獻，希望讓年輕的醫學生將來學習靈醫會的前輩，願意為偏遠地區民眾的健康奉獻服

感動
就
不遠
陳永興院長的聖母情緣

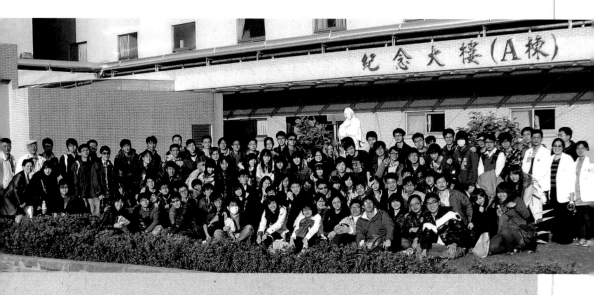

務。除了學生，我們有幾位來自臺北的貴賓，特別讓我感動的是，有位虔誠佛教徒曾黃女士，她捐獻慈濟許多，但她說靈醫會修女在 50 年前照顧過她，她一直終生感激，那天我們安排義大利來的一位 90 多歲修女和她見面，她激動的擁抱修女表達感恩，並捐贈修女會紅包，也捐贈靈醫會大家庭。她希望以後除了慈濟之外，也捐款給聖母醫院，這是神父、修女們在 50 年前遺留下來的愛，愛是永不止息的。

我要向院內有參加歲末愛心義賣活動的同仁表達感激，週三早上在醫院大門口由我們同仁提供的攤位，許多民眾和病友都熱烈響應，我們同仁捐出的義賣品都很受歡迎，雖然我們賣得很便宜，但積少成多，大家的愛心募得 12 萬元，全數捐給神愛兒童之家，做為關心單親兒童的基金會。每年醫院都有歲末義賣活動，這是聖母精神，也是歲末平安夜前夕感恩奉獻的具體行動，我看到有些清潔工作同仁，甚至有坐輪椅的病友也來參與，深深受感動。院長自己也捐了不少東西順利賣出，更高興的是賣了將近 500 張醫院印製的聖誕卡片，我們希望將愛

心和福音傳播到臺灣社會各角落，雖然只是 10 元的卡片，寄出去的關懷卻是無法計數，感謝同仁的熱心參與。

今天院長要向董事會提交醫院的明年度預算計畫和院內主管人事調整報告，希望董事會能同意後向同仁公告。為了醫院的收支能夠平衡，我們開過許多次檢討會，也再三懇請各單位主管和同仁開源節流，我希望明年醫院的財務改善，能給全院同仁都有獎勵金，這是很大的挑戰，但院長只能全力以赴並祈禱天主保佑。院內主管的異動只是做部分調整，希望讓年輕的世代也有機會承擔行政責任的歷練，培養醫院的中堅幹部，因為我們的醫院已有 57 年歷史，需要年輕醫師投入更多的活力和創意。我要感謝許多長期擔任行政職務的同仁付出時間和心力，也希望這些寶貴經驗傳承下來，對於新擔任主管的同仁，也請大家多鼓勵和支持，這是犧牲奉獻的付出，醫院的行政工作繁雜瑣碎，非常煩人，只有抱著為同仁服務、為病患服務的心情才能承擔，願天主賜智慧和勇氣給新的行政主管同仁。

天已漸亮，想去運動公園走路，繼續想醫院未來怎樣發展。先停筆，祝大家夢中有愛，夢中有醫院美好的未來。

願天主賜平安！

關心您的院長 陳永興 敬上
2009/12/18 6:00am

來去找聖母
給聖母醫院同仁的第 18 封信

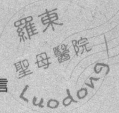

敬愛的同仁：

感謝大家，看到那麼多同仁來聽黃春明先生的演講，我相信許多同仁都深受感動，聽他用羅東囝仔的語調念童詩，〈龜山島〉、〈濁水溪〉、〈放風箏〉、〈九彎十八拐〉……，

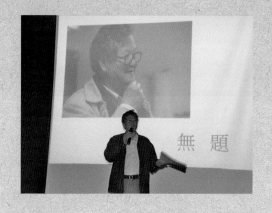

把宜蘭人的出外懷鄉之情表達得淋漓盡致，看他充滿創意的撕畫，將廣告紙再利用，創造出令人驚喜的圖畫，我想所有同仁都受到很大的啟示。院長最感動的是，他說到許多宜蘭鄉下人、原住民，甚至臺北縣礦坑工作的窮苦人家，過去生了重病，沒有錢付醫藥費，拖了又拖遲遲不敢就醫，最後實在拖不下去了，就會說：「只好來去找聖母……」這兩個字，不只是「聖母醫院」的簡稱，更代表著生病的、痛苦的孩子要找「母親」，「聖母」是偉大的「母親」，慈愛的「聖母」會帶給受苦的孩子安慰，會為了病患解除病痛，可見「聖母」兩個字在宜蘭人甚至臺灣人心目中所代表的意義，是多麼令人仰慕。聽黃春明老師說到這一段歷史，我的眼淚不禁溼潤了眼眶，不知「聖母」的同仁有無同樣的感動？

　　聖母醫院的歷史有許多讓人感動的記憶，這些記憶存在我們「聖母」同仁的心中，也存在羅東人、宜蘭鄉親的心中，更存在臺灣醫療發展的歷史長河之中。院長是在各大醫學院講授「臺灣醫學史」的少數教授之一，所以來到聖母醫院之後，就一直希望能為聖母醫院留下歷史，也創造歷史，今年是我們的 Oki 醫師（范鳳龍醫師）逝世 20 週年，因此本院決定在 10 月 10 日（週日晚上）舉辦 Oki 醫師的追思紀念活動，在此之前，我們要做一些口述歷史的工作，請對口述歷史有興趣的同仁報名參加，我們有請北醫醫學人文研究所蔡篤堅教授來指導，2 月 2 日（週二）中午 12 點半到 1 點半，要講「口述歷史研究方法學」，之後要徵求有興趣的同仁，展開對本院資深員工或老病人的採訪工作，希望能為 Oki 醫師出版一本新的傳記。接下去要展開靈醫會 60 週年的出版工作，我們打算出版一系列有關靈醫會的神父、修士、修女及老員工同仁的口述歷史叢書，在 60 週年時為靈醫會來臺的歷史留下見證。

　　同時院長也開始要推動慶祝聖母醫院 60 週年的老人醫療大樓興建計畫，院長本來希望在 60 週年時動工，但董事會說，院長既然這麼熱心，可不可以努力看看能不能在 60 週年時完工？這是要院長拚老命的請求？如果這是來自天主的呼召，院長又怎能不全力以赴呢？所以請各位同仁代為祈禱，讓聖母醫院老人醫療大樓的興建事工能順利推展，院長特別懇請全院同仁做好醫療品質，照顧每一個來到「聖母」的病患，給病患最好的服務，告訴病患和家屬，為了羅東和宜蘭長輩未來的醫療需求，我們「聖母」要準備籌建最好的老人醫療設施，提供給

蘭陽地區老人家最好的醫療照顧，請大家給「聖母」更多的支持和鼓勵！

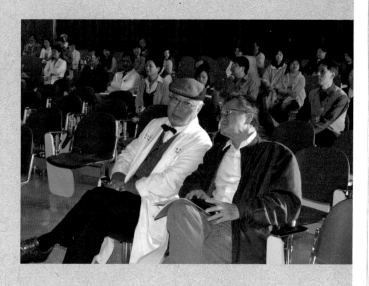

為了募款，院長已到中廣和宜蘭有線電視臺接受採訪，週三又有記者會（在友愛百貨公司）。為了元月30至31日（週六、日），在友愛百貨公司有宜蘭地區多家企業公司和飯店、農會、媒體、公家單位，要聯合為本院籌建老人醫療大樓募款義賣活動宣傳，院長特別呼籲全院所有同仁，在本週六及週日能攜家帶眷或邀請親朋好友，前往友愛百貨公司捧場。這2天，除了有各贊助攤位的義賣，也有許多表演活動，包括本院募款中心同仁也會到現場協助，懇請全院同仁義助一臂之力！讓「聖母」同仁展現團結的力量！

祝天主保佑您全家平安、如意！

關心您的院長 陳永興 敬上
2010/1/25 6:00am

日頭赤炎炎，互相顧性命

給聖母醫院同仁的第 31 封信

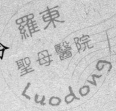

敬愛的聖母醫院同仁：

　　大家平安，臺灣俗語說：「日頭赤炎炎，隨人顧性命。」院長改成「互相顧性命」，因為實在太熱，自己都快要中暑了，但我們聖母醫院同仁要忙著照顧病患，還要支援童玩節的遊客怕他們中暑，每天揮汗如雨，還要接待許多外賓，又要接受許多考核評鑑，真是快要「burn out」，幸好有天主保佑，阿門！

　　最近真的太忙了，院長忙到無法寫信給大家，因為每天回到宿舍沖完澡就倒頭大睡（當然要開冷氣，否則全身溼透了，怎麼睡？），半夜都沒醒過來，第二天又一堆行程等著。最痛苦是要講英文，因為羅馬靈醫會總會派來 2 位神父和 1 位財務專家，還有菲律賓和亞洲地區其他國家來的神父，一方面來參觀我們的醫院，瞭解我們的業務和財務狀況，評估是否需要興建老人醫療大樓；另一方面也參觀了靈醫會其他服務機構，討論未來的新發展，也希望促成臺灣和其他世界各地的靈醫會醫療服務交流。院長一方面要陪他們、做簡報，一方面要聽他們的義大利英文，又得用臺灣英文回答問題，真累！請同仁多練習說英語，將來也許有第三世界國家派來的醫護人員來本院受訓，不說英文怎麼辦？總不能比手畫腳，唉，院長很後悔 35 歲才出國進修，說英文真累！

　　現在，神父們和財務專家都回去了，我們就靜待靈醫會總

會的消息。院長內心有時也會想，如果總會說不要新建老人醫療大樓，那院長就輕鬆得多了，要靠我們自己募款5億元並不是輕鬆的事，都會作惡夢而驚醒過來。羅馬來的財務專家，還找來臺灣最大的會計師事務所（資誠）看我們的財務狀況，他們就怕我們募不到款，要靠羅馬總會補助，我說：「臺灣社會有力量靠自己站起來。」事實上，院長也不知道錢在哪裡，只有天主知道，但院長相信只要我們做的事符合天主的旨意，天主自有安排，也只有依靠天主，我們才能做蒙天主喜悅的事工！

院長在此要感謝很多同仁，包括支援童玩節的醫師、護理同仁；包括山巡和 IDS 計畫的許多工作同仁，監察院和健保局的視察對大家的辛苦多所肯定；包括接受衛生行政督導考核的所有單位同仁，大家做了很好的準備，更重要的是要平日落實病安與緊急應變、家暴和性侵害防治、檢驗安全等工作的重視；

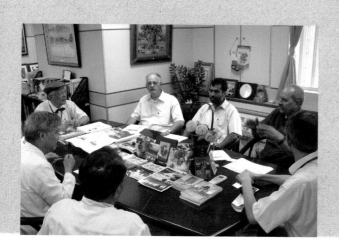

包括家醫科 PGY 的教學訓練工作的同仁；包括員工教育訓練計畫推動的所有同仁；包括接待國內許多醫界參訪團體的單位同仁；包括準備接受身心障礙民眾健檢的單

位同仁；包括支援急診的醫師同仁；包括小兒科忙碌的工作同仁……等。總之，7月是忙碌不堪的日子，但願大家沒有累壞、累倒了。雖然我們也有安寧病房的鍾主任病倒了去住院，心臟安裝支架，感謝主，他已出院休息中，也感謝蘇發祿醫師和榮總賴志冠醫師的支援，院長只有每天祈禱有更多充滿愛心的醫護同仁願意來聖母醫院服務，好讓我們能在「日頭赤炎炎」的水深火熱環境中，還能「互相顧性命」，大家辛苦，請多保重。院長心中有說不出的苦和對大家的關心，只能紙短情長在此向大家致意！

　　7月時，我們也來了不少新進醫師和護理同仁，請大家溫暖的歡迎他們加入聖母大家庭的工作行列，願天主賜福大家平安、如意。

　　　　　　　　　　　　　關心您的院長　陳永興　敬上
　　　　　　　　　　　　　　　　　　　　2010/8/3

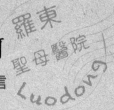

月光照落故鄉的山河

給聖母醫院的同仁的第 34 封信

敬愛的同仁：

　　大家收信平安，中秋佳節愉快，院長的心情像黯淡的月，照落在故鄉的山河，不能回去過節（明天、後天要醫院試評），留在院內陪著加班的工作同仁，懷念在高雄的妻子、女兒、母親（今天中秋正好是我母親的生日），有時也不禁會反問自己，為什麼要跑到這麼遙遠的羅東聖母醫院來服務？

　　每當聽到醫師同仁要離職，所說的理由是家庭因素（妻子、小孩、父母親需要照顧，種種因素無法搬來羅東，或是兩地奔波很累……），院長的內心真是百感交集。一方面不捨得醫師同仁離職，一方面又不敢要求醫師同仁不要離去，每次為了尋找新的醫師來聖母醫院工作，院長總是費盡心思百般拜託，但是出生於宜蘭、羅東的醫師畢竟為數不多，大部分醫師還是外地來的，就像義大利神父從遙遠的歐陸渡海而來，長期奉獻於此，埋骨於羅東丸山墓園，告別了親人，離開了熟悉的環境，來到臺灣東海岸的山邊海角默默工作，這是多麼需要天主的祝福才辦得到的。當院長要來

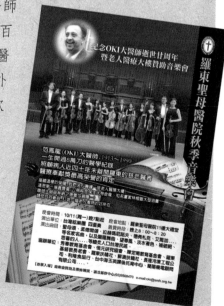

聖母醫院就職時，就告訴家人：「高雄到羅東是有點遠，但比起義大利到羅東就不能算遠，內心有感動就不覺得遠。」現在院長就職快滿一年了，心情就像「蘇武牧羊北海邊」，我常跟高雄的朋友說：「永興牧羊東海岸。」

為什麼今年的中秋節特別讓院長心情黯淡，因為故鄉高雄下大雨又淹水了，颱風從宜蘭、花蓮登陸，結果羅東沒事，醫院大小平安令人釋懷，可是大雨下在南臺灣，又造成慘重災情，院長當然遙望故鄉思念親人，內心有苦說不出，只能低頭悲吟：「彼邊山，彼條溪水，永遠抱著咱的夢……月娘啊！請將咱的思念帶去給咱的阿母……」這週除了要醫院試評，院長也為了 10 月 11 日的募款音樂會（紀念 Oki 醫師逝世 20 週年），特地安排 3 場聚會，邀請宜蘭、羅東地區的企業界和工商界人士共襄盛舉，請他們贊助本院未來的老人醫療大樓興建計畫，同時院長也必須去臺北拜託朋友幫忙，2 月份我們要在臺北城市舞臺舉辦募款活動，請蘭陽舞蹈團為我們義演，由於臺北的場地較大，院長必須動員許多社團幫忙賣出 1,000 張票。

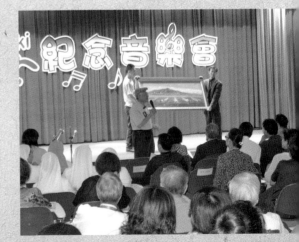

這次 10 月 11 日在本院大禮堂的音樂會，院長在此特別要感謝全院主治醫師和各單位主管，請大家贊助 2 張入場券（捐款 2,000 元，可開靈醫會捐款收據），如

果有同仁覺得不願贊助，就不勉強，可向會計室說明。除了單位主管之外的全院同仁，如果有意願贊助，我們當然也歡迎大家共襄盛舉，可直接向募款中心洽詢，為了籌募老人醫療大樓的基金，希望全院同仁發揮整體力量，因為這不是靠院長一個人的力量就能完成的使命，只有靠大家一齊同心協力，才有可能實現老人醫療大樓5億元的募款目標，懇請所有聖母醫院同仁貢獻心力同心祈禱！

願天主祝福您中秋平安、佳節愉快！

願天主祝福本院23、24日醫院試評順利完成！

關心您的院長 陳永興 敬上
（醫院試評前夕寫於中秋夜）
2010/9/22

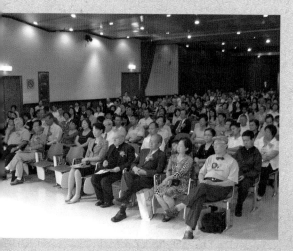

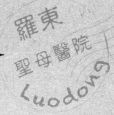

溫暖的愛伴我過溼冷的冬
給聖母醫院同仁的第 40 封信

敬愛的同仁：

　　大家平安，陰雨綿綿已超過一個月，特別冷的冬天加上溼答答的蘭雨，真的讓在溫暖的南方太陽下長大的我，嚐到了流浪羅東見識東北季風的滋味，真是不好受的寒天飲冰水冷到背發涼！

　　如果沒有愛，這樣的日子怎麼過？如果沒有溫暖的心，每天一大早望著窗外的陰雨，雨中茫茫的聖母醫院召喚著我出門，步伐多麼沉重。內心的煎熬讓我想起故鄉的老母親和妻子、女兒，院長的心情有誰知呢？南臺灣的太陽，山河像〈黃昏的故鄉〉歌聲中叫著我，叫著我……這個苦命的身軀……我的靈魂在天主的十字架下顫抖，1,200 位員工的臉孔在淚眼中模糊的浮現，更多的病患在病床上等待的求助表情，焦急家屬陪伴的身影像潮水海浪一波一波的湧來，老人醫療大樓的事工等待在面前，我如果沒有溫暖的愛，如何度過臺灣東北海岸無情寒冷潮溼的冬天？幸好人間充滿了愛，溫暖了我的心，讓我還能堅持下去，繼續走遙遠孤單的這條遠路！

　　感謝聖母醫院同仁的愛心跳蚤市場，每年冬天的義賣活動所得送暖給需要的單位，今年是本院第 4 年由員工捐贈物品，在元月 13 日一大早就在大門口擺出許多精彩的攤位，獲得民眾熱烈響應和支持，叫賣聲此起彼落，不到半天就收入 12 萬

元以上，今年捐給頭城聖方濟安老院、南澳弘道仁愛之家和本院老人醫療大樓籌建基金，3 個單位都是照顧老人的需要。

院長也要感謝本院社工室負責為本縣溪南地區的獨居老人送餐的服務，更感謝扶輪社 3490 地區宜蘭縣 11 個扶輪社的支持，在 12 月 24 日聖誕節前夕，來本院捐贈了「扶輪愛心號」送餐車，讓本院的志工在冬季雨天中為老人送餐時，不必冒著風雨和騎摩托車的危險，在這裡院長也要呼籲同仁踴躍報名，參與送餐服務志工的行列，共同為我們的長輩送出溫暖的愛。

今年，我們為了籌募老人醫療大樓的基金，在院內 1 樓大廳設立了愛心小鋪，這是充滿溫馨、小而美的義賣小站，所有物品都是本院同仁或社會善心人士捐助的，院長也時常把自己的東西捐出來義賣。元月 3 日開幕當天，令人料想不到、深深感動的是，愛心小鋪旁本院注射室的資深護士尤惠琴同仁，悄悄捐了 10 萬元購買 2 本院長的著作《無悔之旅》。她說，在聖母醫院工作已超過 30 年，早期神父們奉獻犧牲的精神令她十分感動，這種感動在這一年院長來院之後，讓她感受到過去的感覺

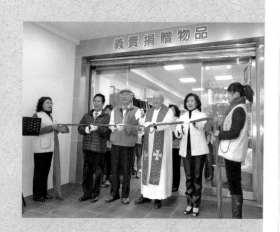

又回來了，覺得很溫暖，所以願意把自己對聖母醫院的愛也奉獻出來。真的是讓院長和所有同仁都能感受到的溫暖，新的一年開始，雖然天氣還是寒冷難受，但是我們溫暖的愛將陪伴病患和老人家等待著陽光和春天的到來，不是嗎？

院長也要感謝所有同仁，最近因為天氣寒冷潮溼，不管是門診、急診、住院病人都有增加，大家辛苦照顧病人的同時，也要注意自己的身體，尤其流感的預防，記得戴口罩、勤洗手，出門多加衣服保暖，騎車也要特別小心路滑、視線不佳。馬上就要過舊曆年，在春節期間值班的同仁特別辛苦，院長要為病人和家屬向大家說一聲：「感謝。」

今年的望年會已經在元月 18 日和 21 日分 2 場舉行，同仁都很高興的參加，年終獎金也已經發給所有同仁，院長知道大家都很辛苦，所以也盡量為大家提供更多的獎金和鼓勵，甚至把自己的一月所得都捐給大家抽獎了。當然不可能百分之百讓大家都滿意，但比起過去幾年，今年我們有相當的進步，希望同仁們都能繼續努力，明年可以有更好的成就，院長也盼望明年可給大家 1.5 個月的獎金，加油！

過年後，2 月 18 日（週五），本院要在臺北的城市舞臺（臺北社教館，八德路 3 段 25 號，臺視對面），舉辦義演活動籌募老人醫療大樓基金，我們邀請蘭陽舞蹈團公演，中場有義賣藝術品，請全院同仁關心支持此活動，如有臺北友人可參加，請邀請並向募款中心洽詢購票事宜。院長為此活動已在臺

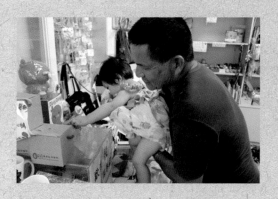

北奔走2個月，前往臺北的13個扶輪社演講過，邀請更多的社會賢達來關心聖母醫院老人醫療大樓的籌建，請各位同仁也動員起來一齊努力，我相信臺灣社會也是充滿溫暖的愛和有情有義，不會讓我們孤單的在羅東承受風雨嚴寒的顫抖，有了溫暖的愛，我們就能心中無畏無懼，勇敢向前行！

最後祝您心中充滿溫暖的愛！

天主的祝福陪伴著您！

關心您的院長　陳永興　敬上
2011/1/26 5:00am

上帝必擦去我們的眼淚
領羔羊得到安息

給聖母醫院同仁的第 45 封信

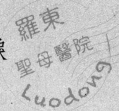

各位敬愛的同仁：

　　大家平安，6 月 28 日（週二）早上為顏琮洲醫師舉行了告別式，在淚眼和不捨之中，院長向參加公祭的所有來賓和同仁致謝：「感謝大家來送顏醫師最後一程，在本院為顏醫師辦理後事的過程中，院長看到許多同仁流淚陪伴顏醫師的家人，相信顏醫師在天之靈也會覺得安慰。聖經上說，你們所有勞苦和背負重擔的人，到我這裡來吧！我將使你們安息……又說寶座中的羔羊要牧養他們，領他們的生命到水源，上帝也要擦乾他們的眼淚。」院長相信顏醫師已在上帝的寶座中得到安息，院長祈禱天主擦乾我們的眼淚，讓我們繼續承擔天主交託的使命，加倍照顧弱小的兄弟和病患，也讓顏醫師照顧病人的精神常在我們心中。

　　院長這幾天馬不停蹄四處尋找胃腸科醫師，因為還有許多病人需要我們的照顧，院長每天凌晨醒來（早醒其實是憂鬱的症狀）就祈禱天主再派遣天使來聖母醫院，加入我們照顧病人的行列。7 月，我們已請花蓮慈濟醫院的胃腸科 3 位醫師來支援，8 月再補 1 位新來的胃腸科醫師，希望同仁體諒意外事故帶來的困擾和突發的衝擊，對病人排檢或門診等候的不便給予安慰和說明。院長每天為了尋找好的醫師來院服務，付出的心

感動就不遠
　陳永興院長的聖母情緣

血和精神不足為外人道，可說是有生以來最大的痛苦。再向大家報告好消息是，院長也找到新的風溼免疫科主任將於8月開始來本院服務，另外院長也拜託萬芳醫院支援本院心臟內科，因蔡天堯主任前往日本進修，這是院內醫師前往國外深造，值得鼓勵的一件美事，但院長必須找到醫師人力解決院內臨床業務的負擔，幸好萬芳醫院也答應幫忙我們，將於8月派心臟內科醫師前來支援。總之，聖母醫院需要更多優秀人才加入我們的工作行列，希望全院同仁都為此事祈禱，也深盼同仁可以介紹優秀的年輕醫師前來本院服務。

今天下班後，院長將和幾位主管飛往澎湖，明天（7月1日）在馬公惠民醫院聽取中山醫學大學附設醫院的簡報，並實地瞭解業務狀況，因為9月1日開始，我們就要承接惠民醫院的所有業務，必須有人前往支援。而8月1日起，礁溪杏和醫院也要開始委託本院經營，我們將有很多事情要忙，院長已請相關單位的主管展開準備工作，也歡迎有興趣支援的同仁主動告知，更歡迎大家提供如何做好本院對外拓展新的醫療服務的意見。院長最近心情沉重，也瘦了3公斤，但每天早上到運動公園走路時，都先感謝天主，還保守我的身體健康沒有倒下來，還能為天主作工在聖母醫院服務，對天主交託的使命不敢懈怠，只有朝著前方的標竿奮力向前奔跑。院長只祈求天主引導更多有愛心的醫師，前來聖母醫院加入我們同仁的行列，和我們共同努力服事弱小的兄弟和病患，阿門！

　　今天中午，院長已在院務會議提案，將所有同仁的三節獎金大部分回歸到每月的正常薪資，另外每個月工作績效獎金也提高至1,200至1,600元（按季考核發放），且回溯至第2季（即4、5、6月都算），護理同仁的大小夜班費用也做了調整。院方也將為女性同仁提供育嬰服務，將在A棟7樓增設育嬰室，將來女性同仁生產後第1年，可免費在院內托嬰。此外，院方將為全院同仁投保意外險，希望給予同仁更多的福利和保障，院長在此也懇請同仁務必注意交通安全和意外事故的防範，因為你們每一個同仁都是寶貝，院長無法承受大家生命的損失，院長祈禱天主保佑大家，每位聖母醫院同仁都能健康、快樂、平安。

　　願天主與大家同在，願同仁齊心協力接受艱苦的挑戰。

關心您的院長　陳永興　敬上
2011/6/30

幸福是什麼？　與同仁分享

給聖母醫院同仁的第 47 封信

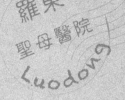

敬愛的同仁：

　　大家平安，寫這封信有兩個原因，第一是牧靈中心的同仁要我在明天（7 月 28 日）的早禱中與大家分享，分享什麼呢？我想了兩天，決定和全院同仁分享最近的心情和讀到的一封信（孫運璿給兒子的一封信）。第二個原因是，公關室新來的主任俞芳苓建議我，寫信給同仁時，是否也加上小短文或幾句令人感動的話，可以為全院同仁打氣或帶來會心的一笑。我決定在聖母醫院邁入 60 週年之初，為全院同仁再造新氣象，最近院長做了大幅度主管的人事調整，希望為醫院注入新活力準備世代交替，培養年輕優秀人才，在思考這些令人傷腦筋的問題時，我覺得以下的心得可以和大家分享並共勉：

　　「任勞者必得任怨，任事者必遭批評；怨言中學習堅忍，批評中得到智慧。」

　　這是院長來了 1 年 10 個月的心得，也希望新的主管同仁學習堅忍得到智慧，為聖母醫院再造生機，在此也感謝已經為醫院付出許多心血和貢獻的主管，在過去長時間為了醫院的進步任勞任怨，相信所有同仁都會給予最深的感謝和肯定。院長最近又忙又累，幾乎是不眠不休，因為不管是院內、院外事情多如牛毛，又加上礁溪杏和醫院和馬公惠民醫院，還有菲律賓醫療支援的事。院長有時會想，這麼辛苦到底是為了什麼？我

們每個人都會有「人活著需要這麼辛苦嗎？」的感慨，人生追求什麼？幸福嗎？最近對「幸福」另有一番體驗，在此與同仁分享「幸福」的感覺：

幸福是什麼？是同仁燦爛的笑容？或是院長被大家感動時掉下的眼淚？是哀傷同悲，分擔痛苦的感覺？或是分享喜樂，互相支持的鼓勵？我覺得幸福的種子來自生活中的感動：

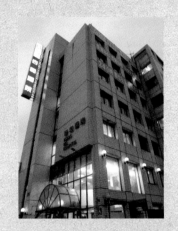

知足施捨是一種幸福。
健康平安是一種幸福。
分享喜樂是一種幸福。
同擔共難是一種幸福。
體驗學習是一種幸福。
領悟覺醒是一種幸福。
活在當下是一種幸福。
實踐理想是一種幸福。

院長希望所有同仁都有幸福的感覺，能在聖母醫院為病人服務奉獻就是最大的幸福。

「因為擁有，才能給與；因為給與，所以歡喜；因無所求，覺得幸福。」

不知是否大家有這樣的感動，與大家共勉！

關心您的院長 陳永興 敬上
2011/7/27 4:00am

感動總是在我們的身邊
給聖母醫院同仁的第 50 封信

各位敬愛的同仁：

　　大家平安，天氣轉涼了，早晚請多注意添加衣服，保重身體。院長在此向大家報告幾件令人感動的事，讓大家在辛苦工作照顧病人之餘，也偶爾能有內心充滿溫暖喜悅的幸福感。

　　宜蘭縣出了 1 位聞名國際的舞蹈家許芳宜小姐，幾天前院長和她及她家人共進晚餐，她的衣著很樸素，也很親切隨和，完全讓人看不出世界最有名的「瑪莎・葛蘭姆」舞團首席舞者的派頭，她曾被美國舞蹈雜誌刊登為封面人物，並被評選為 2005 年全球最受矚目的 25 位年輕舞蹈家的第 1 位，她真的是臺灣之光和宜蘭人的驕傲。我問她，這次回臺灣探視家人之外有什麼節目，她告訴我，她不做什麼表演，要到花蓮、臺東偏遠學校去做舞蹈教學，鼓勵鄉下小孩懷抱理想，追求人生的夢。她說，越是資源不足的地方，越沒有人鼓勵的孩子，最需要有人關懷。我看她送我的書《不怕我和世界不一樣》，內容描述她從小立志要當職業舞者，吃了多少苦、受了多少挫敗，但是她專注、執著，永不放棄，永不後悔，從臺灣一直跳到紐約，曾經窮到只剩 37 塊美

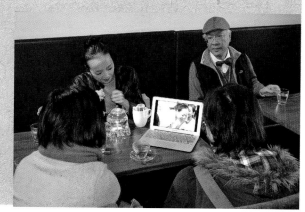

金，但她為了追尋人生的夢，勇敢堅持到今天。

最讓院長感動的是，許芳宜永遠以「宜蘭人」的血液為榮，她對父母親和家人的感恩讓人動容（雖然父母親並不鼓勵她走上職業舞者的路，因怕她太辛苦），她在國際上發光發熱卻以「來自臺灣的許芳宜」當作榮耀。我邀請她有機會來聖母醫院，和員工做一次現身說法，她爽快的答應了，年底前請大家拭目以待，院長建議大家先看她的書，天下文化出版。

同仁裡，有人到過院長辦公室嗎？是否發現有許多畫掛在牆上之外，還有不少畫放在地上，大家不要以為放在地上的畫就沒價值。幾天前，院長把放在地上的5張畫，請沈聰榮特助和游司機載去臺北一位朋友的辦公室，這位朋友找了一位善心人士，竟然以550萬買了院長放在地上的畫，做為贊助聖母醫院籌建老人醫療大樓的經費。對這位朋友和善心人士，院長除了感恩，也深受感動，因為這也是對臺灣藝術家的肯定。許多臺灣的藝術家一輩子辛苦創作，生活也是艱苦、挫折，甚至終其一生未受肯定和重視，能像許芳宜生前就聞名國際，算是很幸運。大部分藝術家都是清苦過日而不斷堅持創作，這種不放棄追求人生夢想的精神，應是我們該給予鼓勵和支持的。院長真的很感動捐畫給我們義賣的藝術家朋友，也感動有善心人士願意給我們溫暖的支援。同樣的，在9月17至20日，在臺北、臺中、高雄的百貨公司有3場女裝義賣活動，這是臺南的蔻蒂莉雅及優佳莉國際開發公司，為了贊助本院老人醫療大樓籌建而舉行的義賣，所有收入都捐給本院；院長特地與該公司總經

理楊東憲先生於臺北新光三越百貨合開記者會。他很年輕，而且是傳統產業自創品牌，在不景氣的環境下刻苦經營，又充滿社會公益的理想，讓院長深深感動，對臺灣年輕一代企業家刮目相看，這也是臺灣之光的另外一面。

　　明天 9 月 21 日（週三）中午，在本院有 1 場全院性演講，要來演講的是丁松筠神父，大家都應該聽過丁神父的大名吧？以前光啟社常有丁神父的節目，他是最不像神父的神父，因為他講話風趣又不修邊幅，一身打扮穿短褲或牛仔褲或 T 恤或運動衫，每天東跑西跑，製作節目或教英文、彈吉他，但是他的學問和服務熱忱還真不賴，不相信請同仁來聽他演講就知道，保證讓大家收穫滿滿並且充滿感動。只要有一顆敏感的心或同理心，只要有開放的心靈和關懷周遭受苦的人，願意同擔苦難的心，院長相信我們每個人都會常常受到感動，因為太多令人感動的人、事、物，隨時發生在我們身邊，等著你發現和受感動，然後付諸行動！不要忘了，9 月 21 日中午，丁神父和你有約！

　　願天主與你同在，聖神感動你心靈。

關心您的院長　陳永興　敬上．

2011/9/20

就職 2 週年感恩與祝福

給聖母醫院同仁的第 51 封信

敬愛的同仁：

　　感謝大家，讓院長有機會來聖母醫院，和大家一齊為天主作工，到今天為止正好滿 2 週年。回想 2 年前 10 月 1 日就職時，我說：「有感動就不遠，從此我要做羅東人，為宜蘭鄉親奉獻，跟隨靈醫會神父、修士、修女、Oki 醫師的腳步，繼續提升聖母醫院的服務品質，為病人和弱小的兄弟奉獻，學習耶穌的精神照顧受苦的人……」

　　2 年的時光飛逝而去，聖母醫院的每個角落都印上我的足跡，多少清晨和傍晚，多少中午和半夜，我在醫院中走動探視病患和同仁；多少會議和多少活動，我們一齊討論醫院的未來和發展；我們為醫院籌募經費，舉辦共識營，檢討作業流程的缺失，要求同仁改善醫療的品質；我們增加了許多的音樂會、

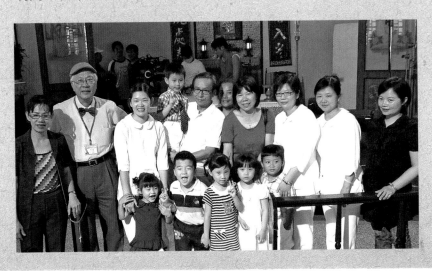

感動　就　不遠
　陳永興院長的聖母情緣

162

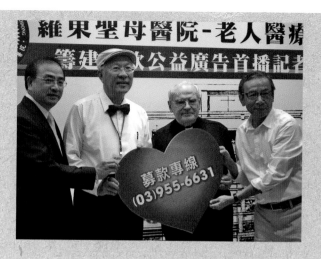

攝影展、畫展、園遊會，也邀請許多精彩的大師來院演講，激勵同仁的士氣；我們調整了員工的待遇，特別對基層員工、護理同仁給予鼓勵和獎金；我們增加醫師陣容，也增加了杏和醫院和馬公惠民醫院2個服務據點，我們得到不少外界的肯定和榮譽，也有過傷心和哭泣的遭遇（優秀的同仁突發事故離我們而去）。在這充滿汗水和淚水的2年當中，院長內心的酸甜苦辣，都與同仁分享在前面50封信當中，我不敢回首，只能繼續勇往向前，因為使命尚未完成，還有更多的挑戰等著我們所有同仁勇敢向前行！

這幾天不知同仁有無注意到（沒有看到的同仁，可上本院的Facebook或網站去看），在電視上有吳念真導演為聖母醫院籌募老人醫療大樓基金的一支短片在播映，很感恩我們宜蘭在地的優良企業杏輝醫藥集團，贊助我們播映這支公益廣告的經費，杏輝董事長李志文先生是院長高雄醫學院的學長，我去拜訪他尋求幫助時，他一口答應，並說早就支持我。在幾年前我去花蓮參選時，他就默默贊助我，何況現在我來羅東聖母醫院為宜蘭鄉親服務，他更義不容辭要為在地人回饋。杏輝醫藥集團在全臺灣有1,000個以上的專櫃，他們將在所有的專櫃點為聖母醫院募款盡一份力量，同仁們是否受到感動？更該心存感恩，努力回饋宜蘭鄉親服務病患，祈願天主賜福給杏輝醫藥集

團李董事長及其所有員工。吳念真導演的工作團隊也是一樣，他們盡心盡力協助我們，請大家向吳導演說一聲：「讚，感恩。」還有很多臺北的幕後英雄，幫忙我們推動老人醫療大樓的募款工作，院長由衷感謝，並向大家報告：我們將按計畫在明年7月，聖母醫院60週年慶時動工興建新的老人醫療大樓，請同仁關心代禱，讓一切事工順利進行！

在9月21日全院例會中有丁松筠神父的演講，有參加的同仁應該都滿心歡喜聽到了一場充滿幽默和智慧啟示的精彩演講。樂在服務的丁神父以親身經歷帶給我們深刻的反省，我們每個人都有天主的恩賜，可以扮演各種不同的角色，提供給周遭的人不同的服務，只要我們善盡服務全力投入，我們會有極大的樂趣和勇氣，去面對痛苦的人生和不幸的遭遇。即使在難民營每天面對死亡，甚至面對槍枝指著他的鼻子，丁神父仍能勇敢彈著吉他唱歌，安慰受苦的難民，帶給他們痛苦的心靈些微的歡樂和笑容。我們每天在醫院工作，面對死亡和疾病帶給病人和家屬的傷痛，能否也帶給病患安慰和笑容呢？讓我們向天主感恩，讓我們有醫治照顧病患的恩賜，讓我們善用並全力投入這樣的服務！

10月11日（週二）晚上7點在醫院大禮堂，我們要辦臺灣醫者禮讚音樂會，是紀念范鳳龍（Oki）醫師逝世21週年的紀念音樂會，同時也邀請紀念日治時代宜蘭出身最重要的醫師蔣渭水文化基金會來表演，由蔣渭水後代家族蔣理容女士策劃優美的音樂節目，敬邀全院同仁踴躍參加，請大家向募款中心

索票（贊助 500 元及 200 元做為老人醫療大樓基金），並廣邀親朋好友來參加，這是每年紀念 Oki 醫師的盛事，請同仁熱心支持！緊接著在 10 月 19 日（週三）中午 12 點半，我們邀請到臺北榮總的眼科醫師作家陳克華來本院演講，同時也有他的攝影作品在本院健檢中心展出，展出作品的義賣所得將贊助本院老人醫療大樓的經費。陳克華醫師寫過很多詩，也寫很多歌曲，大家一定聽過〈臺北的天空〉等名曲，也一定好奇他的心靈世界如何跨足醫界、文學、攝影、藝術、宗教的不同領域，請千萬不要錯過與大師分享心得的機會。

　　院長相信全院同仁可以感受到這 2 年來聖母醫院的改變，我希望大家都能勇敢接受新的挑戰，迎接 60 週年的到來。只有不斷進步、創新、提升醫療服務品質，我們才能贏得宜蘭鄉親的信任和全臺灣贊助者的支持和鼓勵，我們應善用社會的資源發揮更大的愛心，照顧服務我們的病人和長輩及弱小兄弟，這樣才是真的在為天主作工，實踐靈醫會以病人為基督的精神。院長祝福所有聖母同仁、平安、喜樂，也感謝所有支持、關心聖母醫院的朋友，願天主與大家同在，並保守大家的身、心、靈健康。

　　感謝天主、感謝所有同仁。

關心您的院長　　　　敬上
2011/9/30 凌晨

椎心之痛 感謝天主
給聖母醫院同仁的第 52 封信

敬愛的同仁：

　　大家平安，院長向大家說一聲「感謝」。受傷（車禍撞壁，造成胸骨、肋骨斷裂）已 2 週，疼痛已漸漸減輕，才敢向同仁報平安。10 月 20 日（週四）晚上，我和宜蘭及臺中的精神科醫師在宜蘭市的餐廳聚餐，之後又要趕往三星鄉參加另一場聚會，夜間下雨視線不好，鄉間小路又沒路燈，我又開快車，不小心撞上安農溪的河堤，當場撞擊到胸口，痛得說不出話來，回到醫院急診室照 X 光，發現胸骨和肋骨有裂傷，驚動了急診醫護同仁，很過意不去。住院第 2 天一早，怕太多同仁想看我，不敢麻煩大家，且當天中午在臺南新樓醫院有會議，我就忍受劇痛辦了出院趕回南部。接下來幾天，晚上都痛得無法安睡，因轉身就痛，所謂「痛徹心扉不得入眠」的感受真是無法形容，尤其咳嗽時痛得冒冷汗，幾乎要休克，所以有幾次半夜起來不敢再躺下去（上、下床都痛），只好坐著等到天亮，腦子裡迷迷糊糊想著 2 年多來在醫院發生的點點滴滴。真是感謝天主，沒有讓我受更大的傷，肺部和心臟沒有出狀況，至少還可以為聖母醫院工作，老人醫療大樓的募款還未完成，留下我和大家一齊努力。

　　受傷的這兩週來，我沒有停下院內的正常工作，也接受了臺北的電臺和電視臺採訪，又到臺大電機系做了 1 場演講，也主持評鑑會議，也去杏和醫院開會，接見訪客，照常忙碌可以

讓我忘記痛苦，只有不小心用力轉變姿勢或大聲說話時會痛苦不堪。所以我自己笑自己：「這輩子從來沒有這麼低聲下氣過，別人罵我也不敢回嘴，修養有夠好！」在此要謝謝所有院內同仁，院長已經逐漸不痛了，請不要擔心，再一段時間應可生氣勃勃、大聲說話了才對！

　　痛苦的話題先結束，向大家報告幾件可喜的事情，前一陣子我們的募款廣告（吳念真導演幫忙拍攝的）很多人在電視上有看到，所以小額捐款有增加，但電視上現已停止播放，不過在我們醫院的臉書或網站仍可以點閱，請大家多上網去傳播給更多朋友，鼓勵更多人分享連結，幫聖母醫院把愛傳下去。另外，請大家在本週六晚上 11 點或週日下午 4 點，收看 TVBS 的《百年奉獻　愛在臺灣》，節目中有李智神父和院長談靈醫會和聖母醫院的奉獻內容，也請所有同仁轉告親朋好友共同觀賞。另外，有很精彩的音樂會（溫金龍與南臺灣二胡弦樂團）請同仁踴躍參加，這是 11 月 24 日（週四）晚上 7 點半在宜蘭演藝廳要演出的慈善音樂會，募款所得要捐給本院老人醫療大樓基金，請大家向募款中心洽詢購票，邀請親朋好友來參加，溫金龍先生是臺灣聞

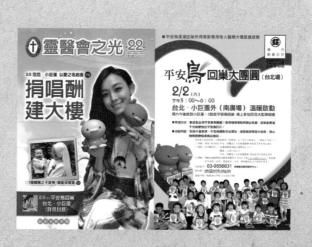

名國際的二胡演奏者，熱心支持本院的義演令人感動，請同仁不要錯過難得的機會。

還有一個好消息和所有同仁分享，我們邀請到知名歌手范范（范瑋琪）為本院老人醫療大樓寫了一首歌，歌名是〈平安鳥〉，還有知名臺灣歌曲作曲者陳小霞和姚若龍也為本院寫了一首歌〈感動就不遠〉，也是由范范主唱，現在錄音製作中，12月要發表，非常好聽，令人感動，

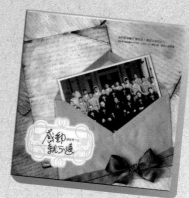

敬請大家期待。院長鼓勵全院同仁將來舉辦歌唱比賽，各單位有興趣者請準備，我們會把錄好的帶子供大家練唱，保證精彩動聽！為了幫醫院募款，院長用盡力氣想盡辦法，但最需要大家幫忙的是要把病人照顧好，要提高住院率和服務品質，讓院長出去奔走募款時，可以安心地向外界大聲說：「我們聖母醫院是很照顧病人的醫院，我們的工作同仁都抱著奉獻的愛心為最需要照顧的病人服務！」讓我們互相勉勵，繼續加油！

願天主賜福平安！

關心您的院長 陳永興 敬上
2011/11/4 清晨

寒冬溼冷陰雨中，傳來陣陣的暖流

給聖母醫院同仁的第 55 封信

敬愛的聖母、杏和、惠民、靈醫會大家庭的同仁：

潮溼寒冷的冬天，宜蘭的雨總是下不停，這是院長來羅東的第 3 個冬天了，還是不能適應，每天清晨醒來，沒能見到可愛的陽光，精神不禁沉重憂鬱了起來，如果不是內心充滿熱情和理想，真不知要如何度過這漫長的寒冬。幸好在溼冷的陰雨中，還是傳來陣陣的暖流，溫暖了你我的愛心，讓我向您報告令人喜悅的佳音。

首先是 12 月 1 日，我們在醫院大廳舉行聖誕祈福點燈的儀式，整個醫院布置了漂亮的聖誕樹、馬槽，當美麗的燈光點亮時，全院員工同仁和病患家屬都感受到了歲末年終祈求平安的溫馨氣氛。在優美的聖誕歌聲中，我們為病人祈禱、為同仁祈禱、為國家祈禱，希望耶穌誕生為人承受苦難的精神在我們心中，讓我們學習耶穌的精神，為病患和弱小兄弟服務，帶給人間溫暖和友愛，也期望新的一年大家都受到天主的祝福，充滿平安喜樂！

其次是 12 月 3 日，院長參加了在臺北舉行的《臺灣精神疾病患者人權演進紀錄片》的發表會，片中有院長的現身說法，回想過去數十年臺灣精神醫療人權運動的進展，從臺灣社會過去對精神病患的害怕、排斥、汙名化，到如今的接納、鼓勵、回歸家庭和社區，精神病患的家屬和醫療專業人員努力了半世紀，還有許多要繼續推動的工作，但最少我們已走出黑暗

的角落，勇敢的走入社會人群，就像寒冬過了，春天總是會來，不是嗎？

再來是 12 月 9 日，院長在牧靈部和行政單位同仁的早禱中，分享張文亮教授的幾本好書：《聖經與植物》、《南丁格爾與近代護理》、《深入非洲三萬里：李文斯頓傳》等，張文亮教授博學多聞且極富創見，讀他的書如心靈充電。在日常生活與專業領域中，他處處舉例分享智慧與靈感，真是令人激賞與充滿喜悅，院長誠懇建議同仁在寒冬細雨無處可去時，泡湯洗溫泉是大樂事，否則就泡杯熱茶或咖啡，翻閱張文亮教授的著作，絕對也是一大享受！

令人驚喜的分享是 12 月 10 日，院長回去臺南一中領了一個傑出校友獎，是臺南一中 90 週年校慶頒發的。臺南一中畢業生有許多人才，在醫界有許多前輩，如李鎮源院士、翁啟惠院士、李明亮署長、李源德院長；在教育界有郭為藩部長、李嗣涔校長、賴明詔校長等人；在政治界有陳水扁、王金平、高育仁、黃大洲等人；在藝文界有李安、葉石濤、陳錦芳等人；在財經界有尹啟銘、簡明仁、郭炎土等人。院長是以「推動法制再造工程，服務偏遠地區民眾健康」為理由，獲得社會服務傑出貢獻獎，看起來好像來聖母醫院服務也是貢獻之一，在此感謝靈醫會神父、修士創辦聖母醫院及惠民醫院，讓我有機會來此奉獻服務，希望同仁也分享喜樂！

令人感動的分享是 12 月 13 日在臺北，知名歌手范范（范瑋琪）為我們醫院拍攝的 MV 和新歌〈感動就不遠〉、〈平安

鳥）召開記者會，院長和呂若瑟神父代表醫院和靈醫會去參加了。在記者會中，還有范范為我們籌募老人醫療大樓親自設計的 T 恤，在網站上可以讓人訂購，義賣款項都捐給醫院，請同仁踴躍向募款中心洽購。新歌的 DVD 和 CD，在聖誕晚會和同仁相約，聖母合唱團正努力練唱〈感動就不遠〉；讓范范的愛心化為歌聲傳播出去，讓臺灣社會更多人來關懷老人的醫療需求，當天記者會還有知名演員兼製作人李烈來共襄盛舉，還有民歌教父李宗盛拍了 VCR 為我們加油，真是令人感動又感恩的記者會！

12 月 14 日在本院又有另一場感人的記者會，是中興保全公司與本院合作，推動遠距健康照護，利用雲端科技照顧偏遠地區民眾健康的合作計畫。很感謝中興保全提供資訊平臺和人力資源，共同來幫忙需要在家中自我健康管理的民眾，讓醫護人員和病患透過遠距監測健康指標的資訊，既方便又快速的收

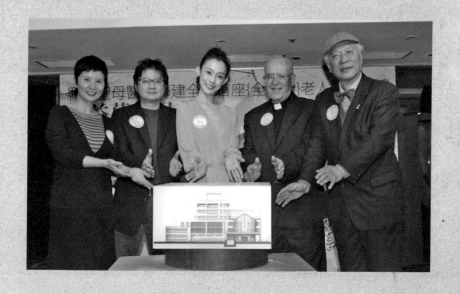

集病患每天的健康資料，提供就醫和緊急照護的服務；本院的
社區醫療、居家照護、慢性病個案訪視、山地巡迴醫療的服務
品質也將提升，讓更多老人家和偏遠民眾得到福祉。

最後，要和同仁分享令人喜悅的好消息：大家期盼已久的
宜蘭之光許芳宜小姐，明天要來本院和大家見面了，12月16
日（週五）晚上7點，在本院大禮堂，許芳宜要來演講「不怕
我和世界不一樣」。這位國際知名舞蹈家，站在世界舞臺上發
光發亮的臺灣奇女子，要來談她的生命態度，勇敢尋夢、認真
實踐人生理想的心路歷程。院長特別感謝她，上次見面邀請她
來，沒想到她在百忙行程中，從美國回來立刻實踐她的承諾，
很快就安排來本院和同仁相見，請全院同仁把握機會，邀請親
朋好友來一睹全球最受矚目的舞者——許芳宜的風采，和聆聽
她感人的演講！保證精彩！

寒冬陰雨的凌晨，寫信給所有同仁，祝大家在溫暖被窩中
有甜蜜的美夢，院長好久沒能去羅東運動公園散步，也不禁想
起礁溪迷人的溫泉，祝杏和醫院同仁泡湯幸福，馬公惠民醫院
的同仁可能是海風陣陣吹，準備迎接聖誕老人了，聖母醫院的
同仁呢？但願能把我們的愛心化成溫暖的歌聲，傳播到每一個
人心中，讓我們所有同仁互相祝福：聖誕快樂、新年平安！

關心您的院長 陳永興 敬上
2011/12/15

我只有不斷祈禱，求主安慰，卸我重擔

給聖母醫院同仁的第59封信

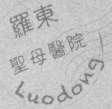

敬愛的同仁：

　　大家平安，院長為醫院的發展向天主祈禱，也為自己的母親健康和女兒考試向天主祈禱，為自己的憂慮向天主祈禱，也為所有同仁的平安向天主祈禱。總之，這些日子是院長身心煎熬最痛苦無奈，也最悲傷無助的時刻，我只能不斷禱告，祈求上主安慰，讓我能卸下重擔，繼續跟隨天主的召喚。

　　大家都知道，今年是靈醫會來臺60週年的時刻，為了感懷靈醫會士受主召喚來臺工作奉獻，60年來所走過的足跡、留下的腳印，都在我們醫院的口述歷史工作小組努力之下，把點點滴滴感人的故事，收集在我們出版的3本新書《大醫師范鳳龍Oki：為蘭陽平原種下感動》、《12位異鄉人，傳愛到臺灣的故事》、《忘了自己，因為愛你：12位靈醫會士之醫療傳道實錄》，還有即將出版的《靈醫會60年》當中。這些外籍傳教士及醫護人員最令我們感動的，就是他們無怨無悔遠離故鄉、捨棄親情，順服上帝的旨意來到陌生國度——臺灣，為臺灣鄉親服務一輩子，甚至死了都埋骨於此。

　　每當我讀到他們可以數十年不回家鄉（以Oki醫師為例，39年不回家，甚至母親重病去世前也沒趕回去，仍不眠不休在羅東聖母醫院照顧病患），完全為陌生人、弱小兄弟服務奉獻，我總是受感動而忍不住掉下眼淚，一方面是讚嘆佩服這些

靈醫會士的精神，一方面也是慚愧反省臺灣人自己的軟弱與欠缺信仰的力量。

最近，我的母親生病住院了，她87歲，開始有失智的現象，行動也較不方便，身體經常不適，又有憂鬱的情緒，雖然我們請了看護在家照顧，母親的狀況還是越來越走下坡。當她被送入院又吵著要回家，我上週就請假在病房陪她，每天扶著她上、下床，扶著她上廁所、餵她吃飯、推著輪椅帶她散步、聽她訴說內心的痛苦和不安，我除了不斷禱告，祈求天主安慰、憐憫，我也不斷反省，比起Oki醫師，我多麼慚愧，我既不能全心全意事奉天主，做主的奴僕完全奉獻給醫院和病患，我又做不到完全卸下重擔，不去煩惱醫院的發展和同仁的許多問題，完全無所牽掛的照顧及陪伴母親。

這樣的煎熬和為難，讓我的心每天在高雄和羅東之間痛苦的擺盪，我只有不斷禱告祈求天主赦免、寬恕，我不禁想起詩篇55篇第22節的話語：「你要把你的重擔卸給耶和華，他必撫養你，他永不叫義人動搖。」我又翻閱聖經哥林多後書第1章第3節：「願頌讚歸與我們的主耶穌基督的父上帝，就是慈悲的父，賜各樣安慰的上帝。」我看了一首聖歌，歌詞如下：

親愛主，牽我手，建立我，領我走；
我疲倦，我軟弱，我苦愁；
經風暴，過黑夜，求領我，進光明；
親愛主，牽我手，到天庭。

這樣的心情，同樣在我高三的女兒今年要考試升大學的試煉當中，她很認真努力的想要奉獻在照顧弱勢人群的社會工作上，她讀書，我便為她祈禱，求主憐憫，給她信心，引導她通過重重的關卡。但我這個疼愛女兒的父親並不能陪伴在她身邊，我遠在羅東，只能為在高雄的她不斷祈禱。

我常反省自己是否做到盡責的父親？但我如何面對天主的召喚和靈醫會士的榜樣呢？2年半來，每週的雪山隧道和高鐵來回里程，早就超過從義大利來臺灣的遙遠路途了，不斷的奔波，不斷的禱告，我不禁要向天主祈求何時能卸下重擔？然而，老人醫療大樓的事工在眼前7月就要動工了，還有多少惱人程序要通過？聖母、杏和、惠民醫院的醫療事工正忙，還有多少的煩惱等在前頭？難道我能不全力向前面的標竿奮力奔跑嗎？但是我還得忍受多久的煎熬呢？

懷著這樣的痛苦和憂傷，我回到醫院開始和大家作工，更要提醒大家明天（3月27日）是馬仁光修士逝世2週年的紀念日，明天晚上在大禮堂，我

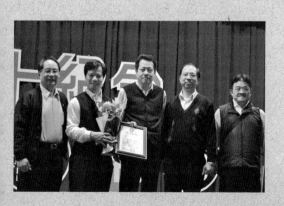

們為他舉辦紀念音樂會。院長來了之後，每年為Oki醫師舉行紀念音樂會，因為只有透過大家的懷念和不斷的反省，這些外籍醫療人員和傳道者的精神，才能在我們身上繼續傳承下去。

　　院長鼓勵同仁踴躍參加馬修士的紀念音樂會，更記得要把紀念靈醫會來臺 60 年的叢書帶回去好好的讀一讀，在眼淚和感動當中，讓我們繼續跟隨耶穌的腳步，勇敢的走下去，就如馬太福音第 4 章 20 節所說：「他們就立刻捨了網，跟從了他。」

　　願天主賜福給所有同仁。

愛你們的院長　陳永興　敬上

2012/3/26 4:30am

「感恩與傳承」
紀念靈醫會來臺60週年的挑戰
給聖母醫院同仁的第60封信

敬愛的聖母、惠民、杏和醫院同仁：

　　大家平安，院長好久沒有寫信問候大家，一方面忙著對外募款，一方面忙著籌備靈醫會來臺60週年，也是聖母醫院成立60週年的紀念活動，又加上我的母親生病，還有我的女兒今年要考大學，醫院又面對全國護理人力荒，還有醫院評鑑各種壓力，實在是內外交迫，心情沉重的有口難言（有話無處講）。將近3個月的憂鬱期，不想讓大家也感染到院長的鬱悶心情，所以每次提筆都又長嘆而罷！

　　一直到上週院長前往綜合檢查中心巡視時，多位護理同仁問院長：「怎麼好久沒收到院長的信？」、「我們都在等院長的第60封信！」我非常感動仍有同仁在看院長的信關心醫院的發展，所以在雨下不停的夜晚，再度提筆給大家寫這封信。

　　首先，還是要向大家報告幾件重要的消息：請大家記得7月14日是我們的60週年院慶，聖母醫院已在羅東奉獻

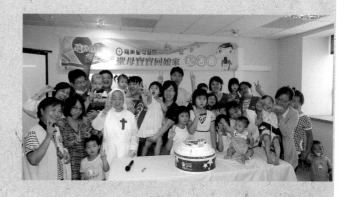

宜蘭鄉親一甲子，確實是值得我們回顧與展望的特別時刻。

7月14日有一整天的紀念活動，特別是為了迎接未來臺灣社會高齡化的挑戰，我們決定籌建老人醫療大樓，打造更溫馨的老人照顧環境。當天早上有新大樓的動工典禮，緊接著有感恩彌撒，下午有全院員工的院慶大會，3個活動都歡迎同仁選擇方便的時段踴躍參加，共同來見證這美好的時刻，也讓我們緬懷前人犧牲奉獻走過的艱辛路途，傳承醫療的愛，繼續發揚靈醫會為天主作工、照顧弱小病患的精神，開創新的醫療服務事工，貢獻所有聖母同仁的愛心與力量來造福人群和社會。

為了紀念靈醫會來臺60週年所做的一切，院長來聖母醫院之後，特別成立口述歷史工作小組，經歷2年多的努力，我們出版了4本書，分別是《大醫師范鳳龍Oki：為蘭陽平原種下感動》、《12位異鄉人，傳愛到臺灣的故事》、《忘了自己，因為愛你：12位靈醫會士之醫療傳道實錄》，還有《感恩與傳承：靈醫會來臺灣60週年紀念專輯》。

這4本書非常完整地記錄了60年來靈醫會在臺灣走過的痕跡，點點滴滴盡在其中，也包含了聖母醫院、惠民醫院所發生過的許許多多令人感動的故事，還有許多令人懷念的老照片。院長鼓勵所有同仁，大家應看看這些聖母同仁的心血結晶，最好多買幾本書送給親朋好友，相信會讓更多臺灣社會上的人瞭解靈醫會存在的價值，也會讓同仁更加珍惜在聖母和惠民醫院工作所蒙受的天主賜福。

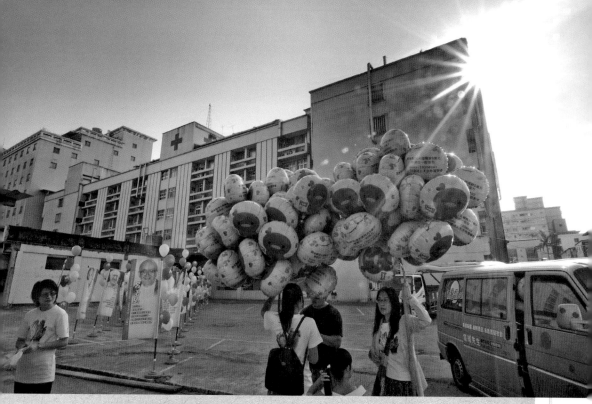

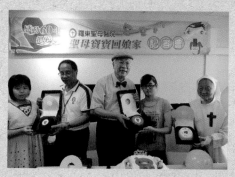

為了揭開紀念聖母醫院60週年的活動序幕，我們在6月14日（週四）首先要舉辦靈醫會來臺60年的老照片攝影展，我們選出60張有歷史意義的照片，有許多神父、修士、修女的歷史鏡頭，將喚起同仁溫馨的回憶。

當天我們也邀請本院的退休老員工回娘家，大家共同來回憶在聖母醫院服務奉獻的青春歲月，中午我們請老員工共進午餐，感恩大家的付出。當天，我們最新出版的《感恩與傳承：靈醫會來臺灣60週年紀念專輯》將要發表，贈送給媒體記者與老員工，也會送給各單位讓同仁傳閱，院長很希望所有同仁

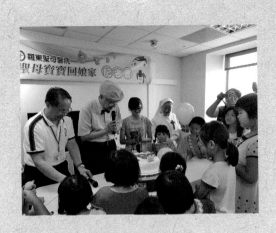

抽空參觀我們的老照片攝影展，也歡迎有時間的同仁陪老員工
敘舊或共享午餐。

　　在 7 月 5 日（週四），我們將舉辦聖母寶寶回娘家的活動，
因為聖母醫院在羅東 60 年了，許多羅東人不只是在這裡看病，
更是在這裡出生的，相信我們同仁也有不少是聖母醫院出生，
或是在聖母醫院生小孩的。我們歡迎二代或三代都是聖母寶寶
的鄉親或同仁，踴躍報名來參加這個有意義的活動，我們也會
邀請修女、婦產科醫師和老員工的護理同仁，來慶祝聖母醫院
60 週年的生日。如果有 7 月 14 日出生的聖母寶寶，我們更希
望能看到壽星與醫院同日慶生的溫馨快樂畫面，60 週年畢竟
是可喜可賀的紀念日。

　　最後，院長希望全院同仁在歡度 60 週年紀念活動的同時，
也不要忘了當前醫療生態環境的困難，健保給付制度不合理，
越來越緊張的醫病關係，護理和醫師的人力荒，醫院評鑑對醫
療品質嚴格要求，社會輿論對醫界的負面報導，都使我們的工
作愈加繁重而所得報酬不成比例，要能堅持醫療傳道的愛繼續

服務病患奉獻天主，是我們聖母醫院的使命和宗旨。

　　我們在一個充滿愛心、有 60 週年歷史的教會醫院工作，希望同仁能感恩前人的奉獻，傳承愛的使命和聖嘉民的精神，只有內心堅持自己的信仰，才能忍受外在惡劣的環境，堅守專業工作崗位，迎接未來臺灣高齡化社會的挑戰，提供更優質和愛心的服務，繼續開拓聖母醫院新的未來。

　　最後願天主賜福所有同仁健康、平安、喜樂，更希望與所有同仁共勉「感恩與傳承來接受新挑戰」。

關心您的院長　陳永興　敬上
2012/6/12 凌晨．

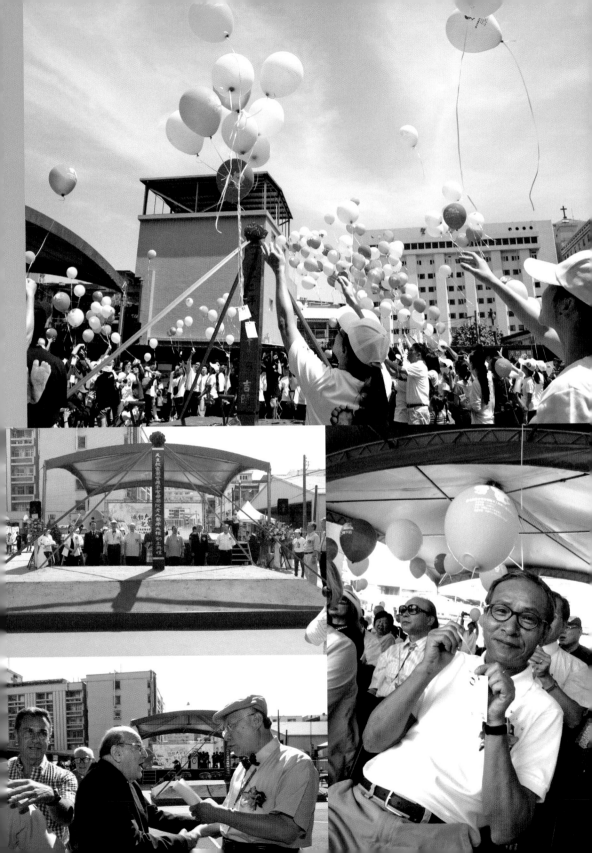

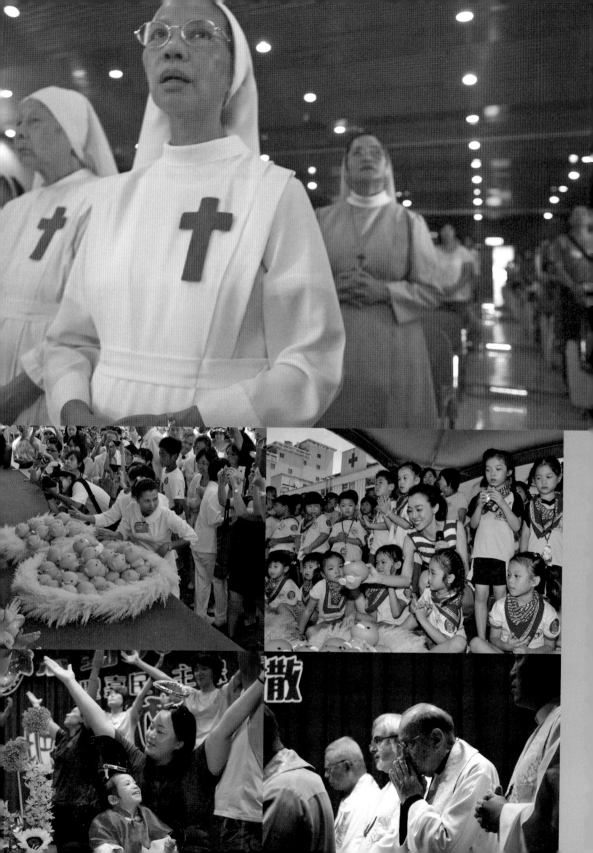

在挫折和逆境中學習忍耐和堅強

給聖母醫院同仁的第 62 封信

敬愛的同仁：

　　大家平安，好久沒寫信給同仁，院長真的太忙、太累，累到沒心情提筆。這次累倒了，躺在病房才警覺或許以後沒機會和大家說話，所以現在院長以虛弱的身體和沉重的心情寫信向大家報平安。在陰冷潮溼的宜蘭典型冬季中，我躺在 601 病房長達 12 天，一出院又趕回高雄照顧母親 3 天（因 87 歲的母親跌倒骨折，開刀做了關節置換手術），終於在今晚又趕回羅東，明天要開始和大家一起工作，為聖母醫院大大小小的問題操勞，也不知哪一天才能卸下重擔？深夜凌晨百感交集，就提筆和大家聊聊。

　　生病前一週，我真的過度勞累是事實，一方面因為老人醫療大樓的建築執照，連續好幾天奔走於縣府、都市計畫委員會和交通影響評估委員會，必須和許多委員及承辦人員交換意見，整合不同建議，尋求解決本院多年來遺留下來的停車場和建築法令問題。另一方面，院長突然發現在本院後門出口不遠處有眷村土地要出售，很希望買下 1,200 坪土地給全院醫護同仁將來蓋宿舍，但土地款要 2 億 5,000 萬元，目前董事會無此經費，院長又怕被博愛醫院買走這塊地，心裡著急而到處奔走籌款（雖然我們已募得 4 億多元的經費，但專款專用，只能放在老人醫療大樓的興建上）。同時，心臟內科在 11 月走了 2 位醫師，我只好四處奔走拜託年輕醫師來院服務，在 1 個月內

找到 3 位年輕優秀醫師答應元月起來院服務；又為了今年本院營收不太理想，雖然業務量比較去年略有成長，但健保點值下降，導致收入並不增加，而人事費用今年增加不少（特別是護理同仁部分），院長每天煩惱年終獎金怎麼發？加上外頭的演講每週 2、3 場應接不暇，真的是已經不堪負荷的程度。

　　11 月 30 日，我因為早已答應彰化基督教醫院的邀請，雖然很疲倦，但仍在下班後從羅東趕去彰化，翌日 12 月 1 日早上 5 點半就與彰基醫院的醫護同仁搭車前往阿里山來吉部落，參加醫學生活營，當天晚上對參加的醫護人員、醫學生演講，分享我在學生時代參與山地醫療的經驗，也介紹目前在聖母醫院服務及為老人醫療大樓募款的經驗。隔日 12 月 2 日早上，從阿里山下山，要趕往嘉義搭高鐵，準備 2 點趕到臺北參加另一場藝文活動，結果路上就開始覺得胸悶、背痛，全身非常不舒服，整個下午在臺北的活動已經有點撐不下去了，當天下午 5 點左右就被我妻子送到臺北國泰醫院的急診處。國泰的急診處比我們醫院還小，但病人多到嚇人，在急診處入口就做心電圖，冷風颼颼，被抬上病床時，隔壁病床躺著一個老人家，拚命咳嗽，和我毫無間隔可言，要照 CT 還得送往地下室，在那兒折騰 5 小時苦不堪言，血壓一直飆高，服用 3 次降血壓藥也降不下來，我只好打電話請蔡米山副院長派本院救護車，車子來到國泰醫院急診處已晚上 11 點，一路趕回聖母急診室就半夜凌晨了！

實在說，本院急診室的病人幸福多了，院長一回到聖母醫院就像回到天主懷抱，不信的話，各位同仁以後有機會被送本院急診，就會相信院長的話。經急診同仁打針把血壓控制下來後，我就被收入院。頭兩天非常感謝心臟內科潘明松醫師和A6病房護理同仁的照顧，心臟的不舒服逐漸獲得紓解。但奇怪的是，第3天起開始發燒，而且每到晚上都高達39°C以上，這時，感控的林聖一醫師加入會診，後來腸胃科和胸腔科也來照會，因為腹部超音波和CT發現有膽囊炎、膽結石，而肺部X光也發現肺炎的跡象；於是我開始被抗生素灌滿靜脈，連口腔都覺得有苦味和抗生素的味道，這樣燒了7天昏昏沉沉，好不容易才退燒了。我急著要出院處理公事，但醫師說要3天不再發燒才能出院，我只好抱病去看門診，還看了20多個病人，病人看我手上的點滴留置管，還說醫師自己也會生病喔？那3天，每晚祈禱不要再量到高溫了，現在看到耳溫槍都怕怕的。不過我真的要感謝本院醫護同仁攜手合作，把我疲憊不堪的身體從鬼門關搶救回來！

不幸的事總會接二連三而來，就在出院前一晚，我接到高雄家裡來電，我母親因跌倒骨折被送至醫院急診，因她已87歲高齡，急診醫師建議不要開刀，待觀察3個月後是否能自己癒合，再做打算。我只好第2天早上一出院，下午就趕回高雄，將她轉到認識的骨科醫院，並和醫師交換意見後，馬上決定隔天就動手術，做人工關節置換，因為我覺得開刀痛苦4、5天，總比躺著痛苦3個月好，而且開刀癒後較佳。雖然我們要承受麻醉開刀的風險，但我判斷母親的心肺功能尚佳，其餘的就交由上帝保佑了，我祈禱天主賜我母親平安，也賜我還能保有足

夠體力為聖母醫院在這關鍵時刻繼續奉獻，如果天主要我承擔這些負荷，我相信天主會給我足夠的力量，在這麼多接二連三的挫折和逆境中，我只有學習忍耐和堅強，也體會人的渺小和謙卑。

　　現在，母親的手術已順利完成，我也回來和大家繼續努力，在病中也決定提早發放今年的年終獎金。這週還有 2 場演講在臺北，要決定是否購買醫院後方的土地，週六早上要號召平安鳥回巢的活動，下午要開主管共識營。我希望全院同仁共同關心老人醫療大樓的興建（預定明年 2 月春節過後要動工了，請大家共同祈禱一切事工能順利），也盼望全院同仁共同提升本院占床率和醫療照護品質，許多新的醫師將在明年加入本院陣容，都是非常優秀的年輕醫師，請大家多給他們支持鼓勵，並多向病患和民眾介紹。院長最後要感謝住院期間許多關心的同仁，默默幫我祈禱，也有許多同仁前來探望。對於直接照顧到我的同仁在此深深的致謝，也深盼所有聖母的病患都能得到像院長一樣的照顧。院長以聖母醫院為榮，希望大家也都以聖母醫院一份子為榮！

　　願天主賜福大家平安、健康！

關心您的院長　　　　　敬上
2012/12/18

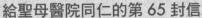
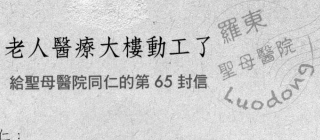

老人醫療大樓動工了

給聖母醫院同仁的第 65 封信

各位敬愛的同仁：

　　大家平安，首先要向大家報告憂喜參半的重大消息：老人醫療大樓動工了。這兩天，聖母醫院的同仁應該已看到施工圍籬在作業了，停車場一部分空間被圍起來，為了拆除舊的神父會士宿舍，安全起見限制了一部分停車範圍，造成同仁不便，還請大家多包涵。施工期間，病人的服務不能中斷，更要請大家優先體諒病人或家屬的方便性和安全，請同仁們盡可能把車子停放到院區外，多走幾分鐘運動一下，謝謝大家的配合。

　　拆除舊的房舍之後，就要開挖地下室（未來的地下停車場有 3 層），2 年半之後，院區內的地面都是經過美化的綠地、草皮、植栽，聖母醫院將變成臺灣最溫馨美麗的醫院之一，請大家暫時忍耐，等待受苦之後的甜蜜果實，經過苦難的努力建

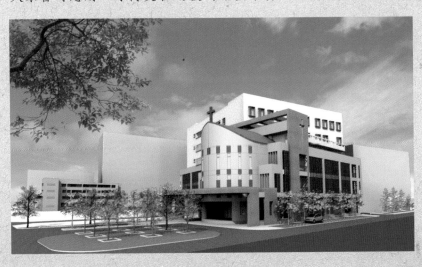

感動
就
不遠
陳永興院長的聖母情緣

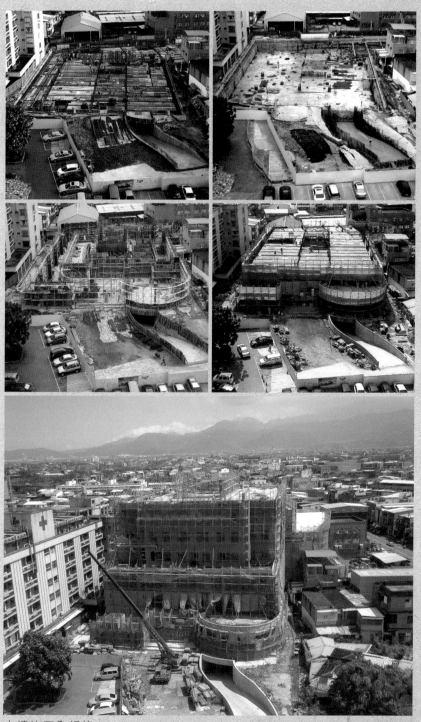

大樓施工全紀錄

設，才有幸福的未來。施工期間，院長祈禱一切能順利平安，也盼望全院同仁共同祈禱！

　　明天（5月1日）是勞動節，我們會發給所有同仁節日禮金，同時在醫院大廳，我們要舉行勞動節、護士節、母親節三合一的祈福典禮，在此院長先向所有同仁說聲感謝：「大家辛苦了。」這兩天看到電視畫面，被關廠的勞工在勞委會門口絕食抗議，許多年長的勞工領不到退休金，也沒有資遣費，在感到心酸的同時，也不禁要感謝天主，聖母、杏和、惠民醫院的同仁至少都還能安心的工作，也受到合情、合理、合法的照顧，我們的退休提撥金都照法律規定確實執行，即使醫院的營運再怎麼困難，員工的權益還是最優先給予保障。院長不是資本家，也不是私人醫院的老闆，院長和大家一樣都是醫院的員工，也都是醫院的經營者，我們的醫院就是所有同仁和靈醫會過去的神父、修士、修女共同努力創造出來的，請大家要有信心，也要有認同感，把醫院當作自己的家，我們是這大家庭的一份子，互相照顧、互相支持，把家顧好，也顧好每一位同仁員工，就不會發生電視上令人心酸的勞動節畫面。

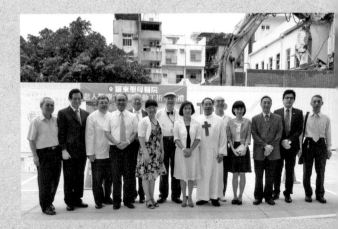

　　對護理同仁和做母親的同仁，院長也要感激妳們的奉獻和愛心，溫柔體貼的心是病人

的依靠，也是家人的依靠，只有妳
們能安慰受苦的心靈、鼓舞生命的
勇氣。院長祝福所有護理同仁，永
遠保有南丁格爾的情操，也祝福所
有做母親的同仁發揚慈母的愛，帶
給家人和周遭的人溫暖和喜悅！特
別要請醫師同仁向護理同仁說聲感
謝，因為平時讓護理同仁幫忙很多，
真的辛苦了，大家互相愛的鼓勵一
下，病人就有福了！

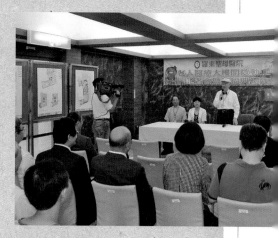

　　最後要提醒大家，H7N9 的疫情在中國來勢洶洶，最好少
去中國，也特別提高警覺，少接觸禽類，看病人隨時記得洗手、
戴口罩、發燒的篩檢，所有平時防疫該落實的步驟都要注意。
做為第一線的醫護人員，就是要能照顧自己，又能照顧病人，
不是嗎？今年的醫院評鑑也逐漸接近了，請大
家也記得落實標準作業流程的每一步驟，
在平時工作細節中，提高醫療品質、維護
病人安全，是我們絕不能鬆懈的責任啊！

　　祝福大家佳節愉快！

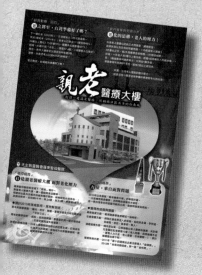

　　　　　　　　　　　關心您的院長　　　　　敬上
　　　　　　　　　　　　　　　　　2013/4/30

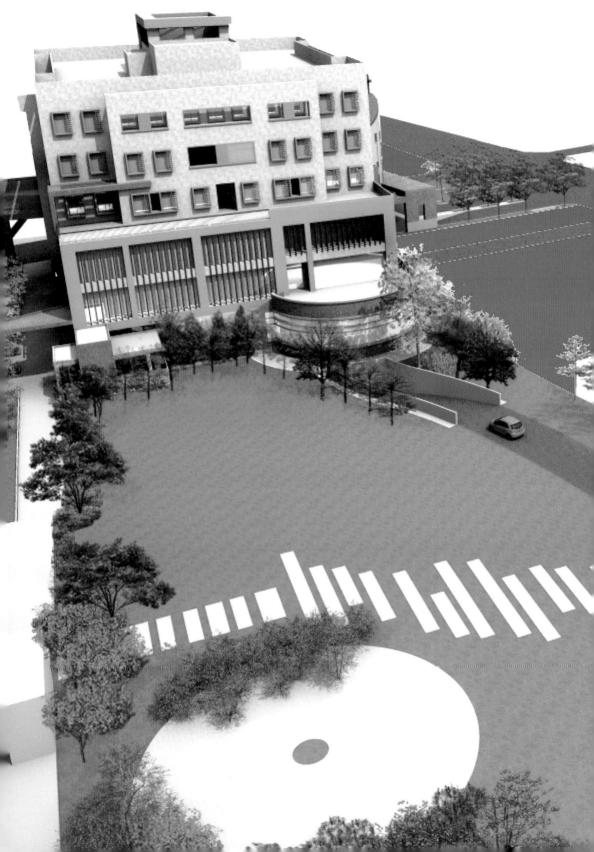

作在弱小的兄弟身上，
榮耀歸於神

給聖母醫院同仁的第 69 封信

敬愛的同仁：

　　大家平安，秋天到了，早晚轉涼，請多留意身體不要著涼，更提醒所有同仁要施打流感疫苗，因為大家在醫院工作，接觸病患機會多，自己要減少被感染的機會，才能照顧更多的病人。

　　在此和大家分享一則消息：院長得到今年 10 月 26 日要頒發的第 23 屆醫療奉獻獎，得獎的榮耀歸於神，院長做的只是服事弱小的兄弟。從學生時代投入原住民部落的山地醫療服務，畢業後選擇精神科為精神病患的醫療人權打拚，擔任臺灣人權會會長爭取弱勢團體和受迫害者的公義權益，進入立法院為身心障礙者的教育和醫療推動法案；出任衛生局長改革市立醫院和衛生所，成立醫療史料館；受外籍神父感召，前來羅東聖母醫院服務，籌建老人醫療大樓等等工作，都是服務臺灣社會最受忽略的對象或最被遺忘的地方，這是院長個人長期以來堅持的原則，到多數人不想去的地方，做多數人不想做的事，選擇自

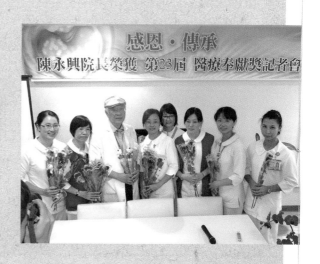

感恩・傳承
陳永興院長榮獲 第23屆 醫療奉獻獎記者會

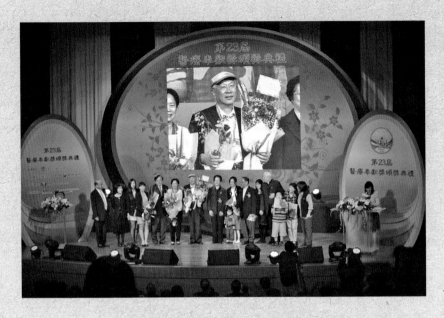

己的理想,為真正需要的人服務。這次得到醫療奉獻獎,對大家都是共同的鼓勵,因為我們所有同仁都在做同樣為弱小兄弟服務的事工,希望大家都分享這個獎的鼓勵,繼續為了神的愛做見證,讓神的公義和慈悲與我們同在,也與所有受苦的人同在!

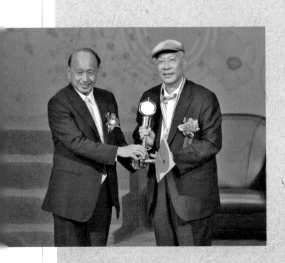

　　　院長來羅東工作已滿4年,10月23日中午12點半,全院月例會在大禮堂舉行,院長將和同仁分享4年來共同走過的心路歷程,報告4年來的回顧與展望,歡迎同仁踴躍參加。另外,10月25日10點40分,李登輝前總統將來本院訪問,我們將在聖堂給予最虔誠的祝福和歡迎,希望李前總統能身體健康,貢獻智慧於臺灣的

心靈改革，也表達對這位對臺灣民主化貢獻最大的長輩誠摯的敬意！

　　最近，為了老人醫療大樓的事工能順利推展，院長每天都祈禱天主保佑施工過程能平安順利。由於本院地層結構多為鬆軟土質，且地下水豐富，地下室工程進行較為困難，施工單位非常辛苦小心的進行土質改良與連續壁工程，也請大家共同為老人醫療大樓施工順利代禱。靈醫會會士宿舍的工程進行則較為容易，所以我們在明年 7 月前可以看到嶄新的會士宿舍順利啟用，以做為紀念聖嘉民 400 週年的獻禮。在此，也呼籲所有同仁踴躍參加 11 月 2 日（週六）下午 2 至 5 點，於羅東文化工場舉行的平安鳥歸巢活動，我們邀請原住民知名歌手王宏恩前來演唱，還有許多特別來賓助陣，歡迎所有同仁和親朋好友攜帶認養的平安鳥回巢，我們有精緻優美的禮物送給大家，有意願參與的同仁請洽募款中心！

　　最後向同仁報告：我們思念的柏德琳修士，已於 2013 年 10 月 16 日在義大利蒙主寵召，靈醫會將於 10 月 22 日（週二）晚上 7 點半於北成天主堂，和 10 月 25 日（週五）下午 5 點半於本院耶穌聖心堂，舉行追思彌撒，請同仁擇一方便時間參加並代禱。

　　願天主賜福大家平安，讓醫療傳道的愛傳承下去！

關心您的院長 　　　敬上

2013/10/21

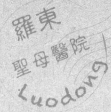
千辛萬苦終於上樑了

給聖母醫院同仁的第72封信

敬愛的聖母同仁：

　　大家平安，現在是週日下午，整個醫院較平日安靜，院長在院內沉思，很久沒寫信和大家請安，今天要特別向大家報告兩件事，一件是老人醫療大樓的施工進行到上樑的重要階段，也意味著工程的硬體（外殼）快要完成了，這是令人高興的喜訊；另一件卻是令人感傷的消息，就是院長在老人醫療大樓募款及工程都已達階段性任務，正準備要出版退休的紀念集，向臺南新樓醫院院牧許天賢牧師邀稿，卻傳來許牧師逝世的消息，而在他病危過世前，竟為院長的退休留下遺稿，接到他的死訊和遺稿，讓我百感交集，決定提筆和同仁分享此刻心情。

　　老人醫療大樓的工程，經歷千辛萬苦的施工，終於進行到頂樓的上樑儀式下，2015年7月27日上午10點，所有工程

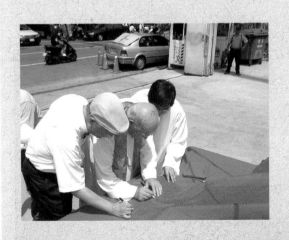

人員在神父主持祈福儀式，院內同仁合唱聖歌讚美天主，工程吊車穩建地緩緩將鋼樑吊上頂樓安置，代表硬體工程接近完工；接下來是內部裝潢、冷氣空調、消防安全、電腦配線、水電配置、隔間設施、景觀綠化等等後續

的細部工程，相信所有支持、贊助、關心老人醫療大樓興建的朋友，越來越能看見整棟建築的模樣，也越來越期待這座滿載社會愛心的老人醫療大樓能早日啟用。

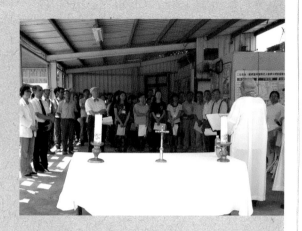

在此，我要深深感謝所有充滿愛心的捐款者，沒有大家的支持和贊助，我們無法順利募集到足夠的資金，同時我也要重申：「老人醫療大樓的募款經費已經足夠，請大家把愛心擴散到更多其他需要的地方，照顧更多偏遠地區弱勢的民眾，關懷更多臺灣社會上被忽略的角落和問題。」我也要感謝所有施工人員的辛苦，忍受風吹日曬，在羅東地下水豐沛、充滿泥巴的舊河川地，要開挖大面積地下3層的停車場，遭遇許多困難終能克服；我也要感謝全院工作同仁和病患家屬，能體諒施工時間帶來的不便，讓醫療的持續服務絲毫不受影響，這都是大家同心協力，才能讓工程順利進行到上樑的這一天！

硬體完成之後，人才的需要是更大的挑戰，我常說：「募款固然辛苦，募人更辛苦。」6年來，我為了聖母醫院的人才招募、經營管理和募款工作，已精疲力竭，完成階段性任務之後，也該退休。祈願上主再派遣接受呼召、充滿使命感的新院長來接棒，讓老人醫療大樓的事工得以順利繼續推展下去！

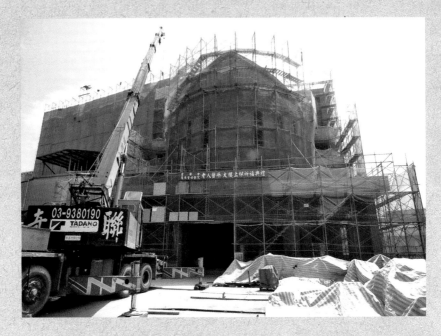

許天賢牧師是院長的好朋友，也是幫我洗禮的牧師。他曾
經為了美麗島事件而坐牢，出獄後，他擔任苦難的義光教會
（就是林義雄在臺北的故宅，林義雄的母親和雙生女兒被殺害
的地方，後來改為義光教會）首任牧師，當時我擔任臺灣人權
促進會會長，因為關心許多政治受難者，經常去探監，也常和
受難者家屬在義光聚會。那是苦難的時代，我和許天賢牧師是
患難之交，也是志同道合的戰友，後來許牧師出國深造，回臺
後曾擔任長老教會總會的議長，後來他回臺南出任新樓醫院的
院牧部主任牧師，他和我相知相惜、互相勉勵，為臺灣的民主、
人權、文化、信仰、社會公義共同奮鬥將近 30 年。

我來羅東聖母醫院出任院長，他很高興曾和新樓醫院（臺
灣第一家教會醫院）的院內主管來我們醫院參訪，這幾年也

邀請我擔任醫療法人新樓醫院的董事，我們每個月都有機會討論臺灣的問題或是交換醫院經營及醫療傳道的心得。他和我一樣，才65歲，明年也準備要退休，2個月前是新樓醫院成立150週年的紀念活動，我去臺南參加，還看他上臺致詞講道，雖然發現他的身體較虛弱、講話較沒力氣，當時我要他多保重身體，也向他提及我想退休，希望他在我退休前再來羅東玩玩，沒想到他竟然就這樣提早走了。而且臨走的前3天，在加護病房中竟然還提筆為我的退休，留下了他的遺作，我收到新樓醫院祕書寄來的遺稿，我真的是熱淚盈眶、掩面而泣，上帝為什麼早早要您安息呢？

人生是一趟我們無法預測終點的旅程，當然每個人可以有自己的人生規劃，但上帝自有奇妙的安排。院長來聖母快滿6年了，也要滿65歲了，能為聖母醫院的病患、家屬和同仁所做的事工，也都差不多盡力付出了。現在似乎上帝又有新的呼召，要我為臺灣許多苦難和需要的地方，再去奉獻我的餘生，但我也要感謝這幾年上帝的引領，讓我來這裡和大家共事同工。現在緣分盡了，情還未了，院長對大家的感情藏在心中，不管去到哪兒還是會常想念大家，也在心中默默祝福大家有幸福美好的工作和人生，我常說：「感動就不遠，有心就會感動。」

祝大家心存感動，常相思念！

關心您的院長 陳永興　敬上
2015/8/2

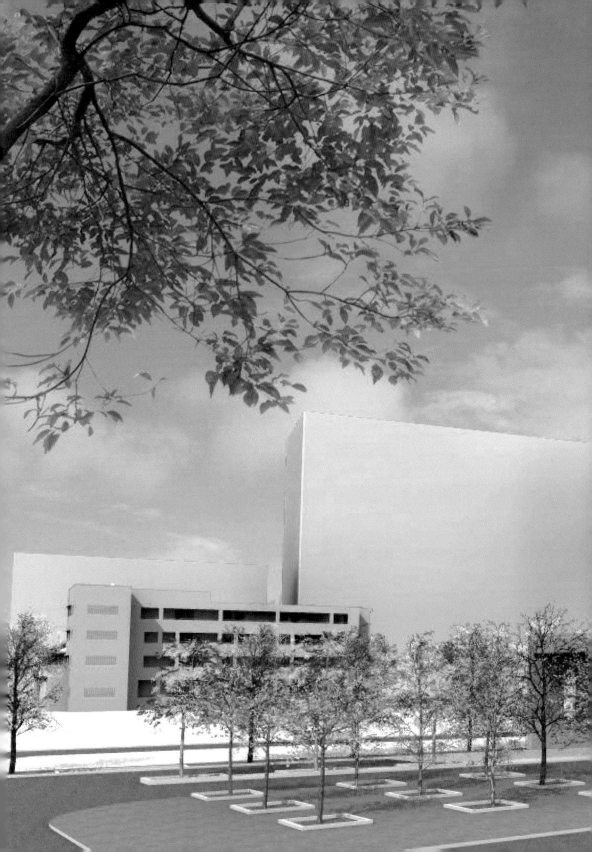

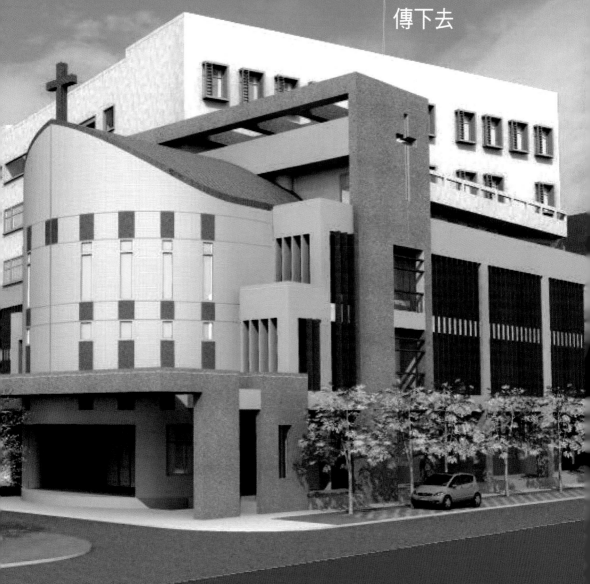

陸.

一棒接一棒，

把

愛

傳下去

陳永興院長
任職期間
大事紀

2009

2009 年 10 月 1 日
　陳永興醫師任第 9 屆院長。

2009 年 12 月 1 日
　捐贈德蕾莎雕像於醫院大廳。

2010

2010 年 3 月 26 日
　馬仁光修士辭世追思彌撒。

2010 年 4 月 26 日
　腫瘤科兼安寧病房主任獲保生
　大帝醫療獎，捐純金獎座。

2010 年 9 月 26 日
　郭宇心修女獲最高榮譽
　──第 20 屆「醫療奉獻獎」

2010 年 10 月 1 日
　陳永興院長就職週年暨新書發
　表，義賣新書首刷 2,500 本，
　價值 75 萬元，將全數捐贈聖
　母醫院。

2010 年 11 月 7 日
　以病人為中心醫療服務考核
　──特優

　精神醫療機構醫療服務考核
　──特優

　急診重症醫療服務考核
　──優等

　醫療檢驗品質考核
　──優等

　家暴暨性侵害防治考核
　──優等

　山地醫療服務獎

2010 年 11 月 9 日
　協助傳染病防治貢獻卓越，榮
　獲 2009 年防疫獎勵團體獎。

2011 年 1 月 14 日
　醫院緊急醫療能力分級評定，
　經評定符合中度級（不含高危
　險妊娠孕產婦及新生兒照顧品
　質）評定基準，效期至 105
　年 12 月 31 日。

2011 年 4 月 26 日
　蘭陽舞蹈團獲得「第 14 屆世
　界民族舞蹈藝術節暨世界民族
　舞蹈大賽」世界亞軍。

2011 年 6 月
　承接經營杏和醫院。

2011 年 8 月
　承接經營澎湖馬公惠民醫院。

2011 年 8 月 14 日
　成立「羅東聖母醫院——把愛
　傳下去」FB 粉絲團。

2011 年 9 月 27 日
　吳念真導演募款影片，首播宣
　導暨記者會。

2011 年 11 月 6 日
　急診重症醫療服務考核
　　——優等

　醫療檢驗品質考核
　　——優等

宜蘭縣護理機構督導考核護理
之家組
　——特優

宜蘭縣護理機構督導考核一般
居家護理所組
　——特優

醫療院所輻射安全與醫療曝露
品質保證作業檢查
　——優等

2011 年 10 月 11 日
　「蘭陽破曉」臺灣醫者禮讚，
　蔣渭水、Oki（范鳳龍）紀念
　音樂會。

2011 年 12 月 22 日
　高齡友善健康照護機構認證。

2011 年 12 月 22 日
　天主教靈醫會羅東聖母醫院榮
　獲 2011 年第 14 屆金峰獎「10
　大傑出企業」，陳永興院長榮
　獲「10 大傑出企業領導人」。

2011 年 12 月 22 日
　陳永興院長榮獲臺南一中傑出
　校友成就獎。

2011 年 11 ～ 12 月
　《感動就不遠》MV 拍攝及首
　播記者會。

2012

2012 年 1 月 12 日
健康職場自主認證
——健康促進標章

2012 年 1 月 31 日
愛心小鋪擴大經營，隆重開幕
剪綵及祝聖禮。

2012 年 2 月 7 ～ 12 日
派出菲律賓海外醫療團義
診，前往 BosoBoso 及 Upper
Kilingan。

2012 年 2 月 9 日
天主教靈醫會杏和醫院復健及
血液透析中心啟用典禮。

2012 年 3 月 27 日
「把愛傳下去」馬仁光修士紀
念音樂會。

2012 年 3 月 20 日
異鄉傳愛系列三書：《大醫師
范鳳龍 Oki：為蘭陽平原種下
感動》、《12 位異鄉人，傳
愛到臺灣的故事》、《忘了自
己，因為愛你：12 位靈醫會
士之醫療傳道實錄》。

2012 年 7 月 5 日
聖母寶寶回娘家，紀念羅東聖
母醫院 60 週年。

2012 年 7 月 12 日
健康促進醫院暨服務機構
2012 ～ 2015 年。

2012 年 7 月 14 日
60 週年院慶暨老人醫療大樓
動土儀式。

2012 年 9 月 26 日
「成功推動老人醫療大樓」活
動主題，獲頒第 1 屆「臺灣
活動卓越獎」金杯獎。

2012 年 10 月 14 日
Oki（范鳳龍）大醫師紀念音
樂會。

2012 年 10 月 29 日
臺北區毒化災急救責任醫院評
核演習
——優等

2012 年 12 月 9 日
宜蘭縣「以病人為中心之安全
醫院」考核
——優等

醫療院所輻射安全與醫療曝露
品質保證作業檢查
——優等

宜蘭縣提升醫事機構放射品質
考核
——特優獎

急救責任醫院急診重症考核
——特優

宜蘭縣醫療照護機構服務品質
督導考核自殺防治業務
——特優

居家護理所——特優獎

2012 年 12 月 13 日
教學醫院評鑑合格。

2013

2013 年 1 月 18 日
參加大醫師 Oki（范鳳龍）百歲冥誕紀念活動（斯洛維尼亞）。

2013 年 3 月 9 ～ 16 日
派出菲律賓海外醫療團義診，前往 BosoBoso。

2013 年 3 月 27 日
馬修士紀念音樂會。

2013 年 5 月 21 日
澳花夜間緊急醫療站正式營運揭牌儀式。

2013 年 5 月 23 日
羅東聖母醫院老人醫療大樓正式開工儀式。

2013 年 2 月 2 日
平安鳥大團圓回巢活動（小巨蛋）。

2013 年 10 月 4 日
Oki（范鳳龍）大醫師紀念音樂會。

2013 年 10 月 26 日
陳永興院長榮獲醫療奉獻獎。

2013 年 11 月 2 日
范范平安鳥回巢演唱會。

2013 年 12 月 17 日
宜蘭縣「以病人為中心之安全醫院」考核
——優等
宜蘭縣提升醫事機構放射品質考核
——特優獎
宜蘭縣醫療照護機構服務品質督導考核精神衛生考核
——特優
宜蘭縣護理機構督導考核一般居家護理所組
——特優
宜蘭縣醫療照護機構服務品質督導考核家暴暨性侵害防治業務
——特優
宜蘭縣護理機構督導考核護理之家
——特優
宜蘭縣醫療照護機構服務品質督導考核自殺防治業務
——佳
急救責任醫院急診重症考核
——特優

2014

2014 年 3 月 15 ～ 21 日
派出菲律賓海外醫療團義診，
前往 BosoBoso。

2014 年 3 月 27 日
馬仁光修士紀念音樂會。

2014 年 7 月 12 日
紀念聖嘉民逝世 400 週年，
神父會館啟用暨院慶活動。

2014 年 10 月 12 日
Oki（范鳳龍）大醫師紀念音
樂會。

2014 年 11 月 12 日
「醫聲音緣」醫師節感恩音樂
會。

2014 年 11 月 23 日
寒梅公益路跑暨員工運動會。

2014 年 12 月 13 日
推動健康照護機構參與健康促
進績優醫院。

2014 年 12 月 26 日
宜蘭縣「以病人為中心之安全
醫院」考核
——優等

宜蘭縣自殺防治業務
——特優

宜蘭縣護理機構督導考核
——特優

急重症品質考核
——優等

家暴性侵防治業務
——優等

提升醫事機構放射品質
——特優

精神衛生業務
——特優

宜蘭縣護理機構督導考核護理
之家
——優等

宜蘭縣護理機構督導考核護理
之家
——特等

2015

2015 年 3 月 8 ～ 13 日
　派出菲律賓海外醫療團義診，
　前往 Calbayog 及 Tinaogan,
　Basay。

2015 年 3 月 21 日
　趙詠華慈善音樂會暨紀念馬仁
　光修士（宜蘭演藝廳）。

2015 年 4 月 21 日
　歐巴尼醫師「愛的傳奇永不止
　息」記者會。

2015 年 6 月 8 日
　香港臺灣婦女協會贈醫院「旗
　鑑型電動病床」。

2015 年 6 月 26 日
　羅東國小老師陳素玲捐車儀
　式，一部在羅東做為社區安寧
　照護車，一部則在澎湖。

2015 年 7 月 18 日
　院慶活動，資深員工表揚。

2015 年 7 月 19 日
　員工聖母山莊健行。

2015 年 7 月 27 日
　老人醫療大樓上樑儀式。

2015 年 8 月 29 日
　應扶輪社邀請演講「青年參與
　社會服務」心得分享。

2015 年 9 月 06 日
　太平山寒梅路跑活動。

2015 年 9 月 23 日
　交通大學邀請演講「大腦功能
　與生命光彩」。

2015 年 10 月 12 日
　紀念 Oki（范鳳龍）大醫師及
　惜別音樂會。

2015 年 10 月 15 日
　全院演講服務 6 年離別感言。

　《感動就不遠——陳永興院長
　的聖母情緣》出版。

國家圖書館出版品預行編目資料

感動就不遠：陳永興院長的聖母情緣／天主教
靈醫會羅東聖母醫院編著.--初版.--臺北市：
書泉，2015.11
　　面：　　公分
　　ISBN 978-986-451-026-9（平裝）
1.陳永興　2.醫師　3.臺灣傳記　4.文集
410.9933　　　　　　　　　104019263

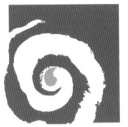

4913

感動就不遠：
陳永興院長的聖母情緣

編 著 者— 天主教靈醫會羅東聖母醫院

發 行 人— 楊榮川

主　　　編— 沈聰榮

執 行 編 輯— 沈聰榮、劉嘉琳

校　　　對— 王俐文、洪禎璐、金明芬

封 面 設 計— 黃聖文

排 版 設 計— 王美琪

出 版 者— 書泉出版社

地　　　址：106台北市大安區和平東路二段339號4樓

電　　　話：(02)2705-5066　　傳　　真：(02)2706-6100

網　　　址：http://www.wunan.com.tw

電子郵件：shuchuan@shuchuan.com.tw

劃撥帳號：01303853

戶　　　名：書泉出版社

總 經 銷：朝日文化事業有限公司

電　　　話：(02)2249-7714

地　　　址：新北市中和區僑安街15巷1號7樓

法 律 顧 問　林勝安律師事務所　林勝安律師

出 版 日 期　2015年11月初版一刷

定　　　價　新臺幣300元